国医大师
验方秘方精选

主　审　颜正华（国医大师）

　　　　张湖德（中央人民广播电台医学顾问）

主　编　张　勋（河北省中医药学会常务理事）

　　　　马烈光（成都中医药大学教授）

U0301008

中国科学技术出版社
北　京

图书在版编目（CIP）数据

国医大师验方秘方精选 / 张勋，马烈光主编. —北京：中国科学技术出版社，2017.10（2024.6重印）

ISBN 978-7-5046-7537-8

Ⅰ. ①国… Ⅱ. ①张…②马… Ⅲ. ①验方-汇编 Ⅳ.①R289.5

中国版本图书馆CIP数据核字(2017)第128027号

策划编辑	焦健姿
责任编辑	黄维佳　王久红
装帧设计	长天印艺
责任校对	龚利霞
责任印制	徐　飞

出　　版	中国科学技术出版社
发　　行	中国科学技术出版社有限公司
地　　址	北京市海淀区中关村南大街16号
邮　　编	100081
发行电话	010-62173865
传　　真	010-62173081
网　　址	http://www.cspbooks.com.cn

开　　本	710mm×1000mm　1/16
字　　数	215千字
印　　张	12.5
版　　次	2017年10月第1版
印　　次	2024年6月第4次印刷
印　　刷	河北环京美印刷有限公司
书　　号	ISBN 978-7-5046-7537-8/R·2036
定　　价	48.00元

本书编委会

主 审　颜正华（国医大师）

　　　　张湖德（中央人民广播电台医学顾问）

主 编　张 勋　马烈光

副主编　王铁民　王仰宗　曹启富

编 委　（以姓氏笔画为序）

　　　　任晓燕　刘 晗　张 煜　杨凤玲

　　　　陈 超　赵羚妤　秦 源　高 琰

内容提要

千方易得，一效难求。

本书共收录近二十位国医大师300余首验方秘方，均系大师前贤从医数十年之实践亲得，弥足珍贵。内容广博，涉及80余种疾病，并按常见病、内科病、外科病、妇科病、儿科病、男科病、老年病、流行性传染病、癌症和损容性疾病等分类编排。每方包括处方、功效主治、用法、辨证加减、方解和注意事项等内容。其用药精练，配伍谨严，疗效卓著。

全书理论创见，圆机活法，用药轻灵。展卷细读，可窥得国医圣手之学术主张、用药特色及辨证施治之精妙，实为研习中医的上佳读本，值得收藏、精研。

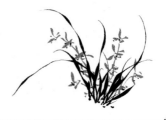

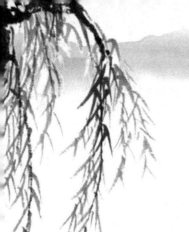

主编简介

颜正华 北京中医药大学教授，博士生导师。从事中医药工作70余年，执教近60年，德高望重，学验俱丰，参与创建新中国高等教育中药学学科，为我国首批中医药学教授与研究生导师。2008年，被评为国家级非物质文化遗产项目代表性传承人；2009年，获全国首届"国医大师"称号，中华中医药学会终身成就奖。

张湖德 著名中医养生、营养专家，现任中央人民广播电台医学顾问，解放军卫生音像出版社特聘专家、顾问，中国老年营养与食品专业委员会顾问，广州卢湾区中医院顾问，中国著名医学科普作家。其主要著作有二百多部，《中国食品报》特为其开辟"保健食品的开发"专栏。

张　勋 毕业于北京中医药大学，师承国医大师王绵之、吕景山，药膳专家、营养专家，现为河北省中医药学会常务理事，广东中医药工程研究院一方制药药师。因热衷于《本草纲目》研究，又被聘为李时珍研究会常务理事。

马烈光 成都中医药大学教授，博士研究生导师，养生研究中心主任，中医基础系主任，国家中医药管理局重点学科"中医养生学"学科带头人，国家中医药管理局中医药养生健康产业发展重点研究室学术带头人，《养生杂志》主编，四川省名中医，四川省中医药学术和技术带头人。兼任世界中医药学会联合会养生专业委员会会长等多个学术团体负责人。

颜　序

中医药学，历史悠久，其所以能历经几千年的发展和临床检验，流传至今，皆因传承有方。故中医经典《黄帝内经》中，《灵枢》专列"师传"一篇，《素问·金匮真言论》更言："非其人勿教，非其真勿授，是谓得道。"

"国医大师"根在"师"之一字，"师"者，传道授业解惑者也。我有幸被评为"国医大师"，肩上担负更多的是中医传承的责任。毕竟，我已行医70余年，积累了不少临床经验，有很多中医心得，希望能将其留给后来者，作为他们在中医领域不断攀登的阶梯，这也是我们这些现存几十位国医大师的一致心愿。但是，我们毕竟年逾耄耋，虽然还想为发扬中医药学事业做出更大的贡献，然而心有余力不足，所以我们特别希望我们的学生、徒弟，与中医界的同仁，能把我们的一点经验进行认真总结、归纳、整理，保存、传承下去。张勋、张湖德、马烈光等中医专家，皆是我们不可多得的好学生，在中医药事业上，已颇有建树，由他们担任主编，将我们的临床经验总结成书，是"得其人也"。

相信本书的出版，将为中医药临床疗效的提高做出应有的贡献。

国医大师、北京中医药大学终身教授　**颜正华**

丙申年于北京中医药大学

编者的话

　　在中医学发展的历史上，2009年6月19日，30位从事中医药临床工作的老专家获得了"国医大师"的称号。这既是对他们从事中医药工作成绩的肯定，也为正在从事中医药学事业的人们提出了要求，即向他们的前辈学习，努力总结这些国医大师宝贵的临床经验，使中医药学事业大踏步前进。

　　我在北京中医药大学从事教学、科研、临床40余年，有幸和许多国医大师朝夕相处，有的甚至结下了深厚的友谊。本书《国医大师验方秘方精选》，是落实向他们学习的最好实际行动。

中央人民广播电台医学顾问　**张湖德**

丙申年于北京中医药大学

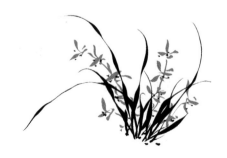

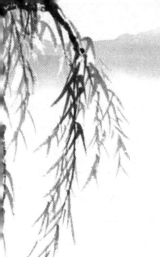

目 录

第一讲 常见病·验方秘方

第二讲 内科病·验方秘方

第三讲 外科病·验方秘方

第四讲　妇科病·验方秘方

第五讲　儿科病·验方秘方

第六讲　男科病·验方秘方

第七讲　老年病·验方秘方

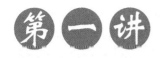

常见病·验方秘方

✿（一）咳　嗽

　　咳嗽是临床一种很常见的疾病症状，治疗效果一般并不十分显著，尤其是慢性咳嗽、感冒后期的干咳及夜间咳嗽，治疗起来很是棘手。现代医学认为，咳嗽是由于呼吸系统局部炎症的刺激，上传咳嗽神经中枢引起的，是一种保护性神经反射。治疗通常多以抗生素、止咳药物为主。中医药治疗本病效果显著，经多年临床验证，屡试不爽。介绍如下。

　　病理：肺为娇脏，与外界直接相通，与体表皮肤发源于同一胚层，全息相关度最近，易受外邪侵袭。慢性咳嗽、感冒后期的干咳及夜间咳嗽的病因已经不是呼吸系统的炎症占主导地位了。此期的主要病理是肺功能失调，肺、肝、肾三脏功能不协调，肺阴亏虚，肺气耗散，肝木侮肺。特别是夜间咳嗽患者肺阴亏虚较重，加之夜间厥阴经盛，旺木侮金，令患者咳嗽不断，夜间难眠，十分痛苦。

◆方一　国医大师颜正华

【处方】麦冬、五味子、杏仁、北沙参、甘草。

【服用方法】水煎服，每日2次或3次。儿童服用可加冰糖或白糖调味，一般不影响疗效。

【方解】麦冬入肺经，具有滋阴润肺，益上源之水之功；五味子入肝、肾经，味酸，性收敛，具有滋肝肾之阴，收敛肺气，双向调节中枢神经兴奋度，从而止咳的作用；杏仁入肺经，味苦，抑肺虚火，含苦杏仁素，具有止咳功效；北沙参入肾经，助下源之水以益上源之水；甘草含甘草素，具有类糖皮质激素消炎抗过敏的药效，同时，调和诸药共奏滋阴润肺、敛肺止咳之功。患者多一剂见效，数剂而收功。

◆方二　国医大师颜正华

【原料】红酒500ml，水晶梨1个，冰糖适量，肉桂粉少许，柠檬半个。

【做法】水晶梨去皮、核，对半切开，放入泡有柠檬的清水中防止变色。将红酒倒入锅中，放入冰糖、肉桂粉，煮至冰糖溶化；放入水晶梨，中火煮至红酒翻滚，小火继续煮1小时后关火，放凉后再放入冰箱中冷藏，几小时后便可食用。

【按】梨营养丰富，能润燥化痰、润肠通便，而红酒中含有的原花青素能保护心血管，白藜芦醇能抗癌。梨性寒，但煮熟以后寒性会有所减弱。在煮梨汤时，加适量的红酒，既补充了梨和红酒中的营养物质，给人视觉上的享受，还能温暖肠胃，使其润肺止咳的功效发挥得更好。此外，在煮的过程中，红酒中的酒精大多已挥发掉，只会剩下一点微微的酒香，所以不必担心喝下这一大碗红酒梨汤会醉。如果不喜欢酒味，可以煮久一些或加些冰糖。需要注意的是，煮梨汤时一定要带着梨皮，因为梨皮润肺化痰的效果比梨肉更强。

◆方三　国医大师邓铁涛

【处方】百部10g，紫菀10g，橘络10g，浮海石10g，冬瓜仁10g，北杏仁10g，五爪龙20g，紫苏子10g，莱菔子10g，甘草5g。

【功效主治】降气化痰，宣肺止咳。主治咳嗽。

【加减】外感咳嗽加豨莶草15g，桑叶10g，薄荷（后下）6g；食滞咳嗽加布渣叶15g，芒果核10g。脾虚咳嗽合四君子汤；暑热咳嗽加荷叶10g，扁豆花10g，西瓜皮15g；秋燥咳嗽加雪梨皮15g，北沙参15g；过食生冷之咳嗽加藿香10g，生姜3片，紫苏叶6g；痰热咳嗽加黄芩12g，瓜蒌15g，天竺黄10g。

◆方四　国医大师王绵之

【处方】党参20g，炒白术12g，茯苓18g，炒白芍18g，枸杞子12g，生地黄

12g，熟地黄12g，麦冬12g，牡丹皮6g，川石斛12g，玄参9g，炒杜仲12g，广木香2g，火麻仁12g。

【功效主治】健脾益气，补肾填精。适用于小儿咳喘。

【方解】方中党参、白竹、茯苓归脾、胃经，补中益气，健脾养胃；枸杞子、杜仲、熟地黄归肾经，温补肾气，益精填髓，以上共为君药。白芍、当归、生地黄归肝经，补血养肝，和营敛阴；玄参、麦冬、石斛归经肺胃，养阴润肺，益胃生津，以上共为臣药。火麻仁味甘性平，归脾胃、大肠经，滋养补虚，益胃润肠；牡丹皮味苦、辛，性微寒。归心、肝、肾经，善清伏火，凉血生新，以上共为佐药。木香味辛、苦，性温。归脾胃、大肠经，醒脾开胃，升降诸气为使药。诸药合用，共奏温补脾肾、养肝润肺、益气生津、燮理阴阳之功。

◆方五　国医大师周仲瑛

【处方】蜜炙麻黄3g，桑叶10g，光杏仁10g，桔梗4g，灯心草3g，浙贝母10g，前胡10g，南沙参10g，佛耳草12g，炒牛蒡子10g，枇杷叶10g（去毛蜜炙），一枝黄花15g。

【功效主治】清宣温燥。适用于燥咳，辨证属外感温燥、邪在肺卫之咳嗽少痰，痰黏难咳，咽干口干；肺合皮毛，感邪轻浅，故身热不显，且有鼻塞表现。

◆方六　国医大师周仲瑛

【处方】炙麻黄5g，桔梗5g，光杏仁10g，制半夏10g，前胡10g，浙贝母10g，佛耳草12g，生甘草3g。

【功效主治】宣肺止咳。适用于风寒袭肺所致咳嗽。

【加减】风邪在表加紫苏叶10g，桑叶10g；寒痰伏肺加细辛3g；痰湿上扰加茯苓10g，陈皮6g；肺热内郁加生石膏（先煎）15g，知母10g；痰热蕴肺加桑白皮12g，冬瓜子10g；阴津耗伤加南沙参10g，天花粉10g。

◆方七　国医大师朱良春

【处方】金荞麦20g，鱼腥草（后下）15g，白花蛇舌草20g，天浆壳12g，化橘红6g，苍耳子10g，枇杷叶（去毛、包）10g，生甘草5g。

【方解】方中金荞麦又称天荞麦、野荞麦、开金锁，名出《植物名实图考》，性甘寒，味微苦涩，有清热解毒、祛风利湿、活血祛瘀功能。《分类草药性》谓其能补中气，养脾胃，治咽喉肿痛、肺脓肿、肝炎、筋骨酸痛、菌痢、白带等，有清化痰热之功。朱师治疗风热久咳及肺、呼吸道、肠道感染，喜以本品和鱼腥草为对。考鱼腥草性寒味辛，功能清热、解毒、利尿、消肿，《分类草药性》谓其能祛食积，补虚弱，亦是治疗肺及呼吸道感染的良药。药理研究鱼腥草有抗菌消炎、增强免疫功能和利尿通淋三大作用。

二药相伍，其清化痰热和利湿之功相得益彰，盖无湿不生痰，无热不生痰。湿和热是酿痰之因，湿热蕴结，则痰旋除旋生。今二药相伍同为清热祛湿，湿热二邪分化则痰无再生，不是祛痰，胜似祛痰。痰消则久咳自止。章次公言及"祛痰古称宣肺，镇咳古称肃肺"，故分化湿热二邪，即是杜绝痰热再生的治本之法。《分类草药性》谓金荞麦能补中气，益脾胃，鱼腥草能祛食积、补虚弱，确有其理，因甘可悦脾，甘寒能养阴补益肝肾，且鱼腥草微辛，金荞麦微苦涩，微辛能开、微苦能降、微涩能补。

方中白花蛇舌草除助其分化湿热二邪和清化痰热之外，还能提高机体抗病能力和调节免疫功能。天浆壳亦名萝雌，性平味咸，能软坚、化痰、清肺、止咳、平喘。枇杷叶微苦辛，清肺和胃降气化痰，气下则火降痰顺。而逆者不逆，呕者不呕，咳者不咳矣。二药均镇咳平喘用量不可过大，此方有宣肃同用之妙。方中借苍耳子有抑制流感病毒和抗过敏之作用。又能祛湿升阳通督，朱师喜掺用流感方中意寓扶正。化橘红调中化痰，甘草润肺止咳，共奏清肺定咳之功。高热、咽喉肿痛、腮肿目赤加蝉蜕、僵蚕（借两者疏风热，利咽化痰，抗过敏之用）；恶寒者加炙麻黄3g；高热便秘者加牛蒡子或生大黄；咳喘甚者加葶苈子、桑白皮。清肺定喘汤，乃朱师自拟之通治风热久咳方，吾辈历年仿用，治疗上述诸证，屡收速效，此方对痰热蕴肺之久咳、痰多或痰黏阻滞、咳唾不爽之症最为合拍。本方治疗风热流感、支气管炎、肺炎久咳而偏于痰热者。有清肺、化痰、定咳退热之效。尤对风温（肺炎）咳嗽、痰多、发热、痰黏稠或黄脓痰，苔微黄、脉数，并口渴欲饮之证，颇有速效。

◆方八 国医大师周仲瑛

【处方】空沙参12g，白蒺藜（去刺）9g，甘菊花9g，冬桑叶9g，谷精珠12g，沉香曲（布包）9g，生熟稻芽各9g，真郁金9g，生白芍12g，制乳香、制没药各6g，炒栀子9g，粉牡丹皮9g，酒黄芩6g，酒黄柏6g，天水散（冲）12g，生白茅根15g，生荸荠（捣）5枚。

【主治】适用于咳嗽证属外感兼肝胃不和者。

◆方九　国医大师周仲瑛

【处方】南沙参12g，肥知母9g，川贝母9g，嫩白前6g，六神曲（布包）9g，北五味3g，生稻芽9g，熟稻芽9g，忍冬藤12g，甘菊花6g，炒栀子9g，粉牡丹皮6g，淡竹茹6g，甘草梢6g，生梨皮1具。

【主治】适用于咳嗽证属肺虚有热者。

在治疗咳喘病上，尤需提到的是朱良春，他用药主张简朴轻灵，简朴轻灵之品能开达上焦，肺位上焦，"上焦如羽，非轻不举"。风寒郁闭于肺，是外感久咳不愈之主要原因。临证中见风寒久咳者较多。究有外感风寒误投辛凉或甘寒之过，有早用镇咳肃肺之品至风寒郁闭于肺。更值得一提的是时医（指西医和自我从属西医的中医）统以炎症为热证，不论寒热气管炎、流感、上呼吸道感染，统以消炎论治，均投类似寒凉中药之类的抗生素，或以清热解毒中药统治"炎症"。殊不知中医的辛温疏散、宣肺祛痰、发汗温阳等均有"消炎"之奇效。经云："咳嗽之总病机为痰涎或水饮，聚于胃，关于肺。"上方辛开渗利，方中旋覆花、旱半夏，降逆和胃之中，而又加茯苓以涤饮除痰。在仲景伤寒金匮中咳者加半夏，痰多加茯苓，几为定律。盖旋覆花、半夏降逆，则气降咳自止，茯苓利水则水去痰自除。观金匮痰饮咳嗽篇，半夏原治支饮，苓甘五味姜辛汤条下，"咳者复内半夏以去其水"，此乃半夏既能治咳又能利水之明证也，故半夏治咳，何尝不利水，水为痰之源，茯苓渗利行水，何尝不治咳。更妙在轻用生麻黄意在通阳于外，少用茯苓则通阳于内。水气搏于外，则用麻黄；水气搏于内，则用茯苓，两端兼顾，寓化气止咳、利水除痰之妙。方中旋覆花咸温微辛，功能消痰、下气、软坚、行水。《本草正义》云："旋覆花，其主治当以泄散风寒，疏通脉络为专主。"又云："或谓旋覆花降气，寒邪在肺，不宜早用，则止知疏泄之力足以下降，而不知其飞扬之性本能上升。"伍半夏、生姜，又取三药之辛开，辛者能散能横行，故能携麻黄宣散肺气达于皮毛，降中有宣，宣中有降，肺之治节有权。取旋覆花之味咸，咸能入肾，故能纳气下行以归根，俾胃中之痰涎或水饮下行，即无逆犯肺之害。方中少用生白芍、甘草，以酸甘合化，既益肺津，又轻敛肺气；且二药为伍，有缓解支气管平滑肌痉挛之功，故有止咳作用。临床反复体会生半夏、旋覆花、生姜、白芍、甘草五药在方中为举足轻重之品，不可代替。此方药简，剂小量轻，不取煎服，而取口杯加盖隔水炖服，亦是取效之关键。试以《伤寒论》太阳篇桂枝汤煎服法为例，煎前简单加工、火候、加水量、煎出量，服药量、服药温度、服后辅助措施、药效观察、重症服法、变证服法、饮食禁忌等，交代须详细备至。先圣医嘱之周全，足为吾人师法。读《伤寒论》除学习仲景辨证论治法则外，务必注意细微之处。

郭子光在治疗咳嗽中，总结出如下几个关键之处，只要在辨证的基础上重视制，往往可收良效。

1. 治咳先治感

咳嗽一症，由外感所致者十之八九，而纯粹的内伤咳嗽则较少。新病自不待言，久病也多以内伤挟外感的形式出现，"凡有外感先治感"是先生一贯的主张。六淫之邪皆能致咳，而常以风寒、风热、风燥为多。感证重者，以治感为主，感证微者，兼疏其邪。其中，近来称为"喉源性咳嗽"的一类，常缠绵难愈，多表现为咽痒而咳，咳则痒止，先生曾巧喻之为"肤痒用手挠，咽痒以咳挠"，治之每有妙法。治咳须治痒，有痒多有邪。咽痒而咳，口中和，责之于风者多，常选用蝉蜕、防风、僵蚕、桔梗等疏之。咽痒而干、咳嗽，责之于风燥者多，以上面治风药配合玄参、青果等清润咽喉。咽痒而痛、咳嗽，责之于风热者多，以上面治风药配合射干、板蓝根、虎杖等清利咽喉。咽痒向胸骨下延，提示邪气有向气管蔓延趋势，可再配以金银花、连翘、鱼腥草等。若患者频咳不止，无痰或少痰，影响休息，当以粟壳10～15g加入辨证方药。咽痒咳嗽，不宜过早使用苦寒药物，因为苦易化燥，寒致气涩，于病情不利。若咽痒而咳久治不愈，咽不红、苔润口和者，或治以寒药不愈者，多属风寒，又须干姜、细辛、五味子以温散止咳。

2. 治咳要宣肺

肺之宣发肃降，是维持呼吸功能的一个重要作用，若肺失通宣，往往导致肺气闭郁，轻则可见呼气不利、胸闷、气紧，重则为喘。肺气郁极而伸，常诱发或加重肺气上逆，引发咳嗽。证诸现代医学，如气道阻力增加，则肺内残存气体增多，导致肺膨胀，刺激肺牵张感受器，常可诱发咳嗽。因此，临床上凡见有肺气闭郁之象者，应注意宣肺一法的运用。闭郁之浊气不出，天地之清气不入。肺得宣发，则肃降自行。先生认为，宣肺平喘，首推麻黄，凡咳嗽伴胸闷、气紧，或喘，或肺上听到哮鸣音，而又无高血压，皆可随证加入，或选用麻黄剂。若血压偏高者，则不用之，而选用地龙。若肺气闭郁较甚，尚可加细辛、五味子、葶苈子等。宣肺一法，用于咳嗽伴肺气闭郁的患者可获良效；而咳嗽不伴有肺气闭郁之象的患者，则应注意保护肺气的宣发肃降功能，这样可缩短咳嗽的病程。如不宜过早使用收敛止咳药物，以免妨碍肺气宣发，导致邪气恋卫入肺，久稽不去，引起久咳。

3. 治咳要治痰

痰触气管则咳，痰阻气管则喘，同时痰液潴留，郁久化热，又易耗气伤阴，加重咳嗽，故治咳要治痰。临床上，除干咳无痰，频咳不止，影响休息者，应以止咳为主外，凡因痰致咳，痰出咳止者，则须治痰为主。治痰有三要：一是治痰要治因，分别寒痰、热痰、湿痰、燥痰等进行治疗。辨治之法，一般是痰色白、清稀、易咯、无腥臭属寒，常用半夏、干姜、陈皮等治疗；色黄、黏稠、难咳、腥臭属热，常用浙贝母、瓜蒌皮、天竺黄、竹沥等治之；痰稀量多，滑而易出为湿痰，常用半夏、苍术、茯苓等治之；痰少难咯，涩而难出，谓之燥痰。先生认为燥痰又当细辨虚实，实者咳声洪亮，燥热伤肺者多，宜天花粉、瓜蒌皮、北沙参、麦冬等；虚者肺气虚衰，无力排痰，此时宜适当益气，如肺气肿、肺心病患者，先生喜用《伤寒总病论》所载之顺阴阳五味子汤（人参、麦冬、五味子、麻黄、生姜、大枣、杏仁、陈皮）以扶正治痰。凡痰经久难消，顽固不化，可酌加浮海石、蛤粉等消之。二是治痰要治气，气顺则痰降，常用陈皮、枳壳、桔梗等。例如，先生治疗胸膜炎患者咳声不扬，痰黏涩难出，认为这是炎性疼痛抑制了肺气的通宣，导致肺气闭郁所致，治疗上则当宣畅胸胁气机为主，常用小柴胡汤加降香、延胡索、枳壳等。三是治痰要治瘀。久咳患者，震动肺络，易致瘀滞，血行不畅，影响津液的输布，也容易生痰。此时兼治其瘀，则顽痰易消，常用桃仁、矮地茶、虎杖等。

4. 久咳兼治络

先生认为，津液的正常流通，有赖于肺之"治节"功能，咳嗽则肺气不利，易致津停为痰，血滞为瘀，久之痰瘀互结于肺络之中，而往往又成为外邪的伏藏之所，而致邪与痰瘀纠结。因已入络，非在气管，咳欲祛之，反复不能，易致咳引胸痛或胁痛，甚则频咳、痉咳。咳引胸痛或胁痛，可用降气祛痰之品如杏仁、枇杷叶、旋覆花、冬瓜子、薏苡仁等配合桃仁、茜草等理络止咳。而对于频咳、痉咳，则须用虫类通络之法，选全蝎、僵蚕、地龙三味，加入辨证方药，搜剔络脉，常收速捷之效。先生指出，使用时须注意两点，一是三药有协同之功，宜同用；二是全蝎性燥，个别病例服后常有咽干口燥之感，此时可停用，或配以石膏、麦冬之类。

（二）发 热

各种原因引起的体温升高，超过正常范围称为发热。中医学认为，凡六淫邪毒、疫疬之气入侵肌腠，正邪相争，或内伤七情，饮食劳倦而致人体脏腑功能紊乱，阴阳失调，表现以发热为主要症状，体温升高在39℃以上者，称为高热。临床可分为外感高热与内伤高热，以外感高热为多见。内伤高热见于内伤杂病中，且较少见，故不在此论述。发热是内科、儿科急症中最常见的症状，是许多疾病所共有的病理过程。

◆方一 国医大师李克光

【处方】知母、白芍、板蓝根、白茅根各15g，黄柏、龟甲、鳖甲、牡丹皮、青蒿各10g。

【功效】滋肾养肝、清热。

◆方二 国医大师周仲瑛

【处方】柴胡10g，炒黄芩10g，青蒿（后下）25g，法半夏10g，陈皮6g，竹茹10g，芦根15g，太子参10g，大麦冬10g，川石斛10g，北沙参10g，藿香10g，紫苏叶10g，炒六曲10g，前胡10g，乌梅肉6g。

【功效主治】清热利湿、补脾益气。适用于湿热中阻、枢机不利、脾胃虚弱、津气两伤、高热久延之证。

◆方三 国医大师周仲瑛

【处方】柴胡10g，桂枝10g，白芍10g，炒黄芩10g，荆芥炭5g，青蒿10g，白薇10g，生黄芪10g，当归10g，川芎5g，茯苓10g，泽兰10g，甘草3g，生姜2片，大枣3枚。

【功效主治】气血双补又疏风解热，对妇女产后气血虚弱、外邪乘袭、营卫不和所致发热有疗效。

◆方四　国医大师周仲瑛

【处方】炙麻黄6g，生石膏25g，光杏仁10g，甘草3g，南沙参12g，北沙参12g，知母5g，法半夏10g，前胡10g，鱼腥草15g。

【功效主治】清肺热，对外邪犯肺、久郁化热有疗效。

◆方五　国医大师周仲瑛

【处方】柴胡5g，炙桂枝5g，党参12g，炙黄芪12g，炙甘草5g，焦白术10g，当归6g，炒白芍10g，升麻3g，生姜3片，大枣5枚。

【功效主治】补气解热。适用于气虚发热。

◆方六　国医大师周仲瑛

【处方】柴胡10g，山栀子10g，赤芍10g，白芍10g，夏枯草10g，制香附10g，苍术10g，法半夏10g，炒黄芩10g，牡丹皮10g，白薇12g，昆布12g，川厚朴6g，牡蛎30g。

【功效主治】疏肝解热。适用于肝郁发热。

◆方七　国医大师颜正华

【处方】蜜炙黄芪、党参、蜜炙甘草、升麻、柴胡、当归、白术、陈皮。

【方解】方中以人参（今以党参代之）、黄芪为主药，党参甘平，力能补脾益气，健运中焦，黄芪甘温，既实卫固表，又益气举陷，两药配伍，补中益气相得益彰。辅以当归补血和血，白术健脾。佐以陈皮理气燥湿，柴胡、升麻升阳解肌举陷。使以甘草调和诸药。全方配伍，可达升阳益气、补中固卫、甘温除热之功。

【常见症状】表现身热有汗，渴喜热饮，头痛恶寒，五心烦热，少气懒言，脉虽洪大，按之虚软。西医诊断之不明原因低热，或感冒病中见上述症状者，可按此辨治。

◆方八　国医大师李辅仁

【处方】芦根、白茅根各15g，大青叶15g，板蓝根30g，忍冬藤15g，金银花15g，蒲公英15g，薄荷（后下）5g，连翘15g，柴胡10g，黄芩10g，蔓荆子5g，桑叶5g，菊花10g。另给紫雪散2瓶，每次服2～5g，日服2次。

【方解】芦根、白茅根配伍可用于外感发热，有清热之功，芦根、白茅根主清血分之热，芦根主透气分之热，二药合用，一清一透，气血双清，板蓝根、大青叶伍用，再配蒲公英，清热凉血、解毒利咽力强；忍冬藤、金银花伍用，既可清热，又能通络，故四肢酸痛可除；连翘、蔓荆子配伍，可清上焦风热，解除头痛，李氏常用以治上焦风热表邪外袭之头痛；桑叶、菊花配伍有辛凉疏风、止咳之功，柴胡、黄芩通达表里、和解少阳。

（三）呃 逆

呃逆，俗称打嗝，古称"哕"，俗称"打呃忒"。临床主要表现为喉间呃呃连声，声短而频，令人不能自制。其病因主要是过食生冷食物或寒邪直犯胃腑，胃肠被遏，气失和降而动膈。过食辛辣燥热煎炒食物，以至燥热内盛，胃失通降，气逆于上而动膈。恼怒忧思过度，气机升降失调，津液失布，滋生痰浊，气横逆犯胃，胃气挟浊上逆动膈。久病大病之后，耗伤中气，或热病，或吐下太过，耗伤胃阴，胃虚下降而动膈。此外，病深及肾，肾气失于摄纳，引起冲气上乘，挟胃气上逆动膈。呃逆之病机，总由胃气上冲动膈而成，也与肺气失宣密切有关。现代医学认为，呃逆是因膈肌痉挛引起横膈膜不能随意自主收缩，将空气逼入气道，而喉咙后部的收缩，又将空气截住，因而发出"嗝"声。

◆方一 国医大师邓铁涛

【处方】灵磁石（先煎）15g，台党参12g，桑寄生15g，厚杜仲（盐炒）12g，全当归9g，小川芎9g，醋香附9g，川牛膝9g，首乌藤24g，金狗脊（去毛）12g，干地黄12g（砂仁6g研拌），赤茯苓9g，赤芍9g，宣木瓜9g，生甘草6g，带心莲子15枚。

【主治】尤适用于肝脾两虚、肝胃不和所致的打呃。

◆方二 国医大师吕景山

【处方】太白，足三里（双侧）。

【操作】太白针刺用补法，足三里针刺用平补平泻法，留针30分钟，每隔10分钟行针1次。

【按】取脾之原穴太白，理气健脾，助脾气之运化，取胃之合穴足三里，调理胃气，降逆止呃，二穴相合，共奏理气和胃止呃之效。

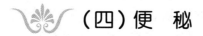

（四）便　秘

> 便秘是指大便干结，排出困难，排便间隔时间延长，通常两三天不大便，或有便意，但排便困难者；本病发生原因常有燥热内结，气虚传送乏力，或阴虚血少等，临床常用有效偏方主要如下。

◆方一　国医大师李玉奇

【处方】桃仁15g，炒杏仁10g，枇杷叶15g，桑椹20g，阿胶15g，当归25g，荆芥15g，火麻仁15g，槐花20g，皂角子15g。

【用法】每日1剂，水煎服。

【方解】方中荆芥、杏仁、枇杷叶以宣降肺气，顺通肠腑；阿胶、火麻仁、皂角子、桑椹滋养胃阴，润肠通便；桃仁、当归、槐花活中有养，清润通腑。诸药合用，共奏滋养肺胃、润肠通便之功。

【按】中医学认为，肺与大肠相表里。肺气的肃降，有助于大肠传导功能的顺利畅通。故李老在方中又配以荆芥、枇杷叶、杏仁之品肃降肺气以通肠腑。枇杷叶味苦，性凉，归脾胃经，既可清肺止咳，又可和胃降逆，使肺胃之气下降而肠腑通利。杏仁味苦、辛，性微温，归大肠经，本品苦降辛润，油润滑腻，既可宣肺降浊，又可润燥滑肠。中医学认为，久病多瘀。故李老在方中又配用了桃仁、当归、槐花以活血祛瘀，行血助气，以顺其通降。方中桃仁味苦性平，既可活血凉血，因其苦能泄滞，体润滑利，故又可开结通滞、润肠通便。凡年老体衰、血虚津亏、水枯舟停而致大便干结难出，或燥结不通者，多用此以润燥通便，且常与当归、火麻仁、生地黄同用；槐花味苦，性微寒，归肝、大肠经，可降肝火、凉大肠、清泻郁热，使腑气通利。如此相伍，血行气顺，结散腑通。中医学认为，新病多实，久病多虚。故李老在方中首先选用桑椹、阿胶、当归、火麻仁等滋养阴津之品以治其本。桑椹味甘酸微寒，能滋肾水、补肝血，生津液，润心肺，可滋阴补血，清凉润肺，在方中可滋阴补液，润肠通便。

◆方二　国医大师朱良春

【处方】党参15g，生白术50g，干姜、炒枳实、葛根各10g，炙甘草6g。

【用法】每日1剂，水煎服。

【方解】方中党参，甘温入脾，补中益气，强壮脾胃为主药；干姜味辛，性温，归经脾、胃经，具有温中散寒、回阳通脉、温肺化饮作用，其性能走能守，常用于治疗中焦虚寒证，在方中温中州而扶阳气为辅药；脾虚则生湿，故又以甘苦温之白术为佐药，燥湿以健脾，三药"补-温-燥"，相辅相成，配伍精当；再用炙甘草为使，补中扶正，调和诸药。诸药合用，共奏温中祛寒、补气健脾之功。

【功效主治】温中醒脾，益胃生津。适用于因运传无力或津液亏乏所致便秘。

◆方三　国医大师朱良春

【处方】党参6g，生白术12g，炒枳实3g，干姜3g，莱菔子3g，葛根3g，炙甘草3g。

【功效主治】本方补气健脾。适用于小儿中焦虚弱便秘。

◆方四　国医大师颜正华

【处方】当归、生何首乌、黑芝麻、柏子仁、郁李仁（打碎）各15g，生白术20g，枳实10g，槟榔12g，全瓜蒌30g，陈皮10g，丹参15g。

【用法】每日1剂，水煎服。

【功效主治】本方益精血润肠燥，健脾行气通便。

治疗老年性便秘，除药物治疗外，颜师认为有些民间偏方效果也不错，举例如下。

1. 每天早晨空腹时，用温开水送服一小匙香油。

2. 取牛奶250ml，然后调入蜂蜜60g，搅匀，再加入葱汁数滴，于每天早晨空腹时服用。

3. 取马铃薯适量，洗净，用榨汁机榨出汁来，每天饮该汁2次，每次饮半杯，早晨空腹时和午饭后各饮1次。

4. 取鲜无花果1～2个，每晚睡前食用。

5. 取松子仁（生熟均可）15g，每日服用1次。

◆方五　国医大师颜正华

两手重叠，用掌心对准阑门穴的位置，用一定力度顺时针揉按20～30圈，再逆时针揉按20～30圈即可。力度由小到大，以感觉到腹部深层得到了按摩，而不仅是摩擦皮肤为宜，每天可重复2～3次。此方法操作简单，适于各年龄段的人。

阑门穴位于肚脐正上方1.5寸的位置。此处1.5寸要因人而异，即把自己大拇指之外的其他四指并拢后，一半的宽度就是1.5寸了。在中医学中，阑门穴是经外奇穴，在解剖位置上是大小肠交会的地方，也是饮食被消化后食糜容易滞留的地方。因此，按压这个部位，对促进胃肠蠕动，发挥脾胃的升清降浊有很好的作用。

◆方六　国医大师颜正华

先用劳宫穴（手掌心位置，握拳屈指时，位于中指和无名指指尖处）拍足底的涌泉穴（位于足前部凹陷处）100次；然后从上往下敲两侧的胆经100次；接着揉腹，先将左手盖在右手上，沿肚脐的周围顺时针揉100次，再逆时针揉100次，重复各做3次。

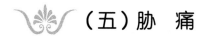

（五）胁　痛

> 胁痛指以胁肋部疼痛为主症的疾病。可包括西医的胆道蛔虫病、胆囊炎、胆道感染、无黄疸型肝炎和肋间神经痛在内。

◆方一　国医大师朱良春

【处方】焦冬术9g，炒枳壳9g，制厚朴6g，沉香曲（布包）12g，真郁金9g，金银花9g，生稻芽、熟稻芽各9g，炒栀子9g，粉牡丹皮9g，焦鸡金9g，净连翘6g，肥知母9g，川贝母9g，天水散（冲）12g，生苇茎1尺，生藕节5枚。

【功效主治】清肝火，消食导滞。适用于肝热挟食滞所致胁痛。

◆方二　国医大师朱良春

【处方】灵磁石（先煎）15g，空沙参12g，首乌藤15g，制乳香9g，制没药9g，苦杏仁9g，真郁金9g，小川芎6g，全当归9g，土炒杭芍12g，川贝母9g，西秦艽4.5g，生甘草6g，生荸荠（捣）3枚，生藕节3枚。

【功效主治】疏肝和胃。适用于肝胃不和所致胁痛。

◆方三　国医大师朱良春

【处方】南沙参12g，川厚朴（川连水炒）6g，真郁金9g，制乳香9g，制没药9g，藿香根9g，生稻芽9g，熟稻芽9g，净连翘9g，粉牡丹皮9g，炒栀子9g，忍冬藤12g，焦鸡金9g，六一散（冲）12g，鲜荸荠3枚，鲜荷叶1角（带梗1.5g）。

【功效主治】清暑热、消食。适用于外感暑邪，积热食滞所致胁痛。

◆方四　国医大师朱良春

【处方】九香虫30g，参三七40g，全蝎20g。

【做法】研细泛丸，每次2g，每日2次。

【功效】行气活血，通络定痛。

◆方五　国医大师何任

【处方】枳实9g，柴胡9g，生甘草9g，当归9g，白芍15g，淮小麦30g，制香附9g，大枣7枚。

【功效主治】和营散郁，疏肝理气。适用于肝郁胁痛。

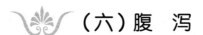

（六）腹　泻

　　腹泻作为一种广泛的流行病，对人类健康危害极大。根据世界卫生组织的调查显示，腹泻的致死率仅次于肿瘤、心脑血管病、糖尿病之后，高居各种疾病死亡率的第四位。曾有一项针对我国七省一市的抽样调查表明，我国每年的腹泻患者达到8.36亿人次，并且儿童的比重很大，占2.93亿人次，5岁以下小儿平均每人每年要得2～2.5次腹泻，仅次于呼吸道感染，位于小儿常见病、多发病的第二位。全世界每年死于腹泻的儿童高达500万～1800万人。

◆方一　国医大师任继学

【处方】前胡5g，桔梗10g，川芎10g，木香3g，青皮15g，柴胡20g，当归4g，茯苓30g，莲子50g，荜茇5g。

【用法】水煎服，每日1剂。

◆方二　国医大师颜德馨

【处方】白芍12g，川芎、当归、桃仁、乌药、枳壳、甘草各6g，红花、五灵脂、香附、延胡索各9g。

【用法】水煎服，每日1剂。

【功效主治】理气活血。适用于湿热内蕴肠道、气机失于斡旋、郁久成瘀所致泄泻。

◆方三　国医大师周仲瑛

【处方】醋柴胡6g，赤芍10g，白芍10g，制香附10g，青皮6g，陈皮6g，片姜黄10g，九香虫5g，延胡索10g，焦山楂10g，焦神曲10g，乌梅肉5g，黄连4g，吴茱萸2g，炮姜炭3g，苍耳草15g。

【功效主治】疏肝健脾，清利湿热。适用于因肝脾不调、湿热内蕴所致泄泻。

◆方四　国医大师周仲瑛

【处方】潞党参10g，炒苍术10g，炒白术10g，炮姜4g，炙甘草3g，黄连3g，厚朴5g，煨木香6g，茯苓10g，法半夏10g，炙桂枝6g，陈莱菔子15g，砂仁（后下）3g，焦山楂10g，焦神曲10g。

【功效主治】健脾利水、清热。适用于脾虚不健，水饮内停，湿热内蕴所致泄泻。

◆方五　国医大师方和谦

1. 鲜桃治腹泻

发现便溏或腹泻初发，速吃鲜桃（饭前吃鲜桃1个，饭中食大蒜1～2瓣），腹泻立止或大为减轻。

2. 大蒜治肠炎腹泻

蒜剥皮洗净，用刀削去蒜瓣的头尾和蒜的膜皮。腹泻后先温水坐浴，再将削好的蒜送入直肠里，越深效果越好。一般情况下，放入蒜后泻肚即止，5～6个小时后排便即成条形。每次放30g蒜瓣，连放两三天，大便即可正常。采用此法应注意手部消毒。

3. 吃熟苹果可治腹泻

把洗净的苹果放入碗中隔水蒸软，吃时去掉外皮，每日3～5次。小儿腹泻初期效果最佳。

◆方六 国医大师张镜人

【处方】炒党参90g，炒白术60g，茯苓60g，炙甘草20g，炒山药60g，香白扁豆60g，建莲子（去莲心）60g，炒白芍60g，制半夏60g，炒陈皮60g，炒枳壳60g，制香附60g，佛手片60g，预知子60g，白杏仁60g，白豆蔻30g，川石斛60g，枸杞子60g，炒滁菊60g，炒知母60g，炒黄柏30g，山茱萸60g，泽泻60g，生石决（先煎）60g，白蒺藜60g，女贞子60g，墨旱莲60g，菟丝子60g，制狗脊60g，炒川续断60g，炒杜仲60g，川萆薢60g，炒当归60g，丹参60g，炙远志20g，炒山楂60g，炒神曲60g，香谷芽60g。

【做法】上药浸一夜，武火煎取三汁，沉淀沥清，文火收膏时，加入清阿胶200g，白冰糖400g，熬至滴水成珠为度。

【用法】每日服1汤匙，温开水调送，清晨最宜。如遇感冒食滞需暂停数天。

◆方七 国医大师徐景藩

【处方】焦白术、焦楂曲、补骨脂各10～15g，炒山药、仙鹤草各15～30g，焦白芍、茯苓各15g，炒防风10g，黄连2～3g，炙甘草5g；若大便脓血加地榆15g，苦参、煨木香各5～10g。

【用法】水煎服。

【主治】适用于久泻脾肾两虚兼肝郁之证。

（七）痹　证

> 痹证是由于人体正气不足，卫外不固，感受风、寒、湿、热等外邪，致使经络痹阻，气血运行不畅，引起以肌肉、筋骨、关节发生疼痛、酸楚、麻木、灼热、屈伸不利，甚或关节肿大变形为主要临床表现的病症，本病具有渐进性发展或反复发作的特点。

◆方一 国医大师邓铁涛

【处方】豨莶草15g，老桑枝30g，宣木瓜12g，晚蚕沙10g，威灵仙15g，赤芍15g，甘草5g，伸筋草24g，络石藤24g，忍冬藤24g。

【功效主治】祛风清热，通络止痛。主治热痹，风湿性关节炎。

◆方二　国医大师朱良春

【处方】当归10g，熟地黄15g，淫羊藿15g，川桂枝10g，乌梢蛇10g，鹿衔草30g，制川乌10g，甘草5g。

【加减】风盛者加钻地风30g；湿盛者加苍术、白术各10g，生薏苡仁、熟薏苡仁各15g；关节肿胀明显者加白芥子10g，穿山甲10g，泽泻30g，泽兰30g；寒盛者加制川乌、制草乌各10~20g，并加制附子10~15g；痛剧加炙全蝎（研粉吞服）3g或炙蜈蚣1~2条；刺痛者加土鳖虫10g，三七粉3g，延胡索30g；体虚者淫羊藿加至20~30g，并加菟丝子30g；气血两亏者，黄芪、党参也可以用。

◆方三　国医大师朱良春

【处方】寒水石30g，知母15g，生地黄30g，桂枝6g，制川乌、制草乌各4g。

【加减】重者热势更甚，关节红肿，热如火灼，痛不可触，日轻夜重，为火热深入筋骨血分，用犀角地黄汤合白虎汤加减（犀角用水牛角代）：水牛角末30g，生地黄30g，赤芍12g，牡丹皮12g，寒水石30g，知母15g，地龙12g，忍冬藤30g。

◆方四　国医大师邓铁涛

【处方】羌活10g，独活10g，细辛10g，川芎10g，川乌10g，草乌10g，五爪龙30g，海桐皮30g，当归12g，桂枝12g，桃仁12g，防风15g，赤芍15g，甘草5g，红花6g，生葱3根。

【用法】水煎取汁约1000ml，加米酒、米醋各30g，热洗患肢，每日2次。

【功效主治】配合外洗方，以祛风胜湿，通络蠲痹。

◆方五　国医大师周仲瑛

【处方】制川乌6g，制草乌6g，细辛3g，淫羊藿10g，巴戟天10g，川续断15g，骨碎补10g，炙全蝎5g，威灵仙12g，当归10g，土鳖虫10g。

【功效主治】补肾祛寒，活血通络。适用于肾虚寒凝、血瘀络痹所致痹证。

◆方六　国医大师周仲瑛

【处方】秦艽10g，枸骨叶10g，青风藤15g，雷公藤6g，制天南星6g，炒苍术10g，黄柏6g，生地黄10g，白薇12g，木防己10g，炮山甲6g，广地龙10g，乌梢蛇10g，露蜂房10g。

【功效主治】补肝肾，祛痰瘀。适用于痰瘀互结、肝肾亏虚所致痹证。

◆方七　国医大师周仲瑛

【处方】秦艽12g，防己12g，鬼箭羽12g，白薇12g，防风5g，黄柏10g，苍术10g，炙僵蚕10g，广地龙10g，土茯苓15g，苍耳草20g，炮山甲6g。

【功效主治】散风祛湿，化痰祛瘀。适用于风湿热毒、痰瘀互结所致痹证。

◆方八　国医大师周仲瑛

【处方】制川乌6g，制草乌6g，细辛3g，制天南星6g，雷公藤10g，炒苍术10g，黄柏6g，防风10g，防己10g，黄芪15g，乌梢蛇10g，大熟地黄10g，炮山甲10g，炙全蝎3g，威灵仙10g。

【功效主治】补气利湿，祛寒温阳。适用于湿盛气虚、寒凝郁结所致痹证。

◆方九　国医大师周仲瑛

【处方】炙桂枝5g，独活5g，细辛3g，防风6g，大白芍10g，当归10g，焦白术10g，秦艽10g，鸡血藤10g，川续断10g，片姜黄10g，生黄芪12g，桑枝12g，桑寄生12g。

【功效主治】补血固表，祛风益气。适用于血虚络空、卫表不固、风寒乘袭所致痹证。

◆方十　国医大师周仲瑛

【处方】制附子5g，制天南星5g，炙甘草5g，黄芪15g，焦白术10g，鬼箭羽10g，淫羊藿10g，白芍12g，青风藤12g，炮山甲6g，细辛3g，炙全蝎3g。

【功效主治】温阳益气，祛痰化瘀。适用于久病气虚、卫阳不固、痰瘀互结所致痹证。

◆方十一　国医大师周仲瑛

【处方】白薇10g，泽兰10g，炮山甲（先煎）5g，桂枝10g，赤芍10g，白芍10g，知母10g，麻黄3g，杜仲10g，鸡血藤30g，当归10g，伸筋草30g，豨莶草30g，甘草5g，大枣10g，淮小麦30g。

【功效主治】补肝肾，通经络，清热祛寒。适用于肝肾虚、受外邪侵袭所致痹证。

◆方十二　国医大师朱良春

【处方】三妙丸（包煎）10g，虎杖30g，葎草30g，土茯苓60g，萆薢20g，威灵仙30g，泽兰15g，泽泻15g，秦艽15g，土鳖虫12g，地龙15g，凤凰衣8g。

【功效主治】清热利湿，活血通络。适用于湿浊化热、瘀血阻络所致的痹证。

◆方十三　国医大师朱良春

【处方】生地黄30g，蒲公英30g，川石斛15g，枸杞子15g，赤芍15g，白芍15g，僵蚕15g，麦冬12g，穿山龙40g，蜂房10g，鹿衔草20g，甘草6g。

【功效主治】补肾益脾，滋阴通络。适用于脾肾阴虚、阴津亏耗、络脉瘀阻所致的痹证。

◆方十四　国医大师朱良春

【处方】当归10g，鸡血藤30g，威灵仙30g，制土鳖虫10g，炙僵蚕10g，乌梢蛇10g，地龙10g，蜂房10g，甘草6g。

【功效主治】祛风寒，活血通络。适用于风寒湿痹。

◆方十五　国医大师朱良春

【处方】生地黄、熟地黄、当归、淫羊藿、全蝎、蜈蚣、蜂房、骨碎补、地龙、乌梢蛇、延胡索等20味饮片。

【功效主治】益肾蠲痹。适用于顽痹。

◆方十六　国医大师朱良春

【处方】生地黄15～25g，桑寄生20～30g，桑枝30g，地骨皮10～15g，酒浸黄柏12g，知母12g，川续断15～18g，骨碎补15～18g，白芍15g，威灵仙12～15g，羌活9g，独活9g，忍冬藤30g，桂枝6～9g，红花9g，制乳香6g，制没药6g，炙山甲9g，炙虎骨（人工虎骨或豹骨、熊骨）（另煎兑入）12g。

【功效主治】补肾清热，疏风化湿，活络散瘀，强筋壮骨。适用于尪痹，肾虚标热重证。

【方解】方中主药以生地黄补肾壮水；黄柏坚肾清热；川续断补肾壮筋骨；骨碎补补肾祛骨风。辅药桑寄生补肾强腰，除风通络；地骨皮益肾除劳热；威灵仙祛风湿、除痹痛；羌独活搜肾、膀胱二经之风湿；虎骨祛风壮骨，以骨治骨。佐药以白芍养血以缓急；知母降火清热、除蒸消烦；忍冬藤通经络、祛风热；红花活血通经；乳香，没药化瘀定痛；炙山甲通经活络，有虫蚁搜剔之能；桂枝温阳宣痹，配羌独活之辛温，可以免除方中大队凉药抑阳涩滞之弊。使药以桑枝通达四肢，祛风湿利关节。

【加减】有低热或下午体温升高、五心烦热者，加秦艽20～30g；关节、筋肉痛重者，加蚕沙10～15g，海桐皮15g；晨僵明显或关节僵直、挛缩严重者，可加白僵蚕10～12g，木瓜10g，生薏苡仁30g，土鳖虫9g；上肢痛重者，加片姜黄9～12g；尚兼有受凉痛增症状者，可加草乌3～6g，土鳖虫6～9g；肿痛关节略现轻度发红，用手扪之局部略热者，可加皂角刺6～9g。

国医大师朱良春擅长治疗痹证，50多年来积累了丰富的临床经验，自成体系，尤其对痹证中久治难愈的顽痹的治疗独具匠心，兹就辨证思路和用药特色约述于下。

1. 阐发病机，标本兼治痹证包括了现代医学中多种疾病，如风湿热、风湿性关节炎、类风湿关节炎、强直性脊柱炎、坐骨神经痛、肩周炎、骨质增生性疾病、痛风性关节炎等，其他如硬皮病、多发性肌炎、系统性红斑狼疮、结节性红斑、结节性脉管炎、血栓闭塞性脉管炎等亦有涉及。朱氏认为痹证的发生除有风、寒、湿、热诸邪之外因外，往往有阳气先虚、卫外功能降低之内因。卫外失固，病邪方能乘虚而入，袭踞经隧，气血为邪所阻则肿痛以作。所以尽管其病邪有风、寒、湿、热之别，病位有肌表、皮内、经络之异，而正虚邪入的病机则一。如失治、误治，或复感于外邪，则往往病情反复发作，缠绵日久，正虚邪恋，五脏气血衰少，气血周流不畅，经脉凝滞不通。此时病邪除风、寒、湿、热外，还兼病理产物痰和瘀，如继续发展，病邪深入骨骱，胶着不去，痰瘀交阻，凝涩不通，邪正混淆，如油入面，关节肿痛反复发作，以至关节变形，骨节蹉跎，不能活动。朱氏称此为"顽痹"（如类风湿关节炎、强直性脊柱炎等），具有久病多虚、久病多瘀、久病及肾之特点。病变部位在骨，骨又为肾所主，脊柱为督脉循行之径，能督一身之脉，肾督能统一身之阳，故肾督亏虚为顽痹正虚的一面，风、寒、湿、热、痰浊、瘀血痹阻经隧、骨骱为邪实的一面。朱氏把握这一基本病机，倡导"益肾壮督"治其本、"蠲痹通络"治其标的治疗大法。此法不仅适用于顽痹的稳定期、恢复期治疗，即使在起病期、发展期也可采用，贵在灵活变通。

2. 抓住主症，辨证用药。朱氏常告诫后学："临证之际，必须详审辨证，药随证变，方能收效。"由于痹证是风湿类疾病之总称，它包括了现代医学中多种疾病，尽管病因不同，但它们的共同特点均以关节疼痛、肿胀、拘挛僵直为主要症状，其病因病机均以风、寒、湿、热之邪外袭，气、血、痰、瘀内阻，导致经脉痹闭，涩滞不通，深入骨髓，留伏关节。故在治疗时，朱氏常从抓主症入手，针对疾病每一阶段的主要矛盾而采取相应的措施，动态地诊察疾病，辨证用药，往往收效甚佳。

疼痛：根据疼痛的临床表现，将其分为风痛、寒痛、湿痛、热痛、瘀痛5种。

风痛者，朱氏以祛风通络治其痛。轻者常用独活，用量以20～30g为佳，独活确有镇痛、抗炎、镇静、催眠之作用，唯阴虚血燥慎用，或伍以养血之品，方可缓其燥性；或用海风藤30g，以其祛游走之疼痛。重证则宜选用蕲蛇，此药透骨搜风之力最强，乃"截风要药"，一般以散剂效佳，每次2g，一日两次，如入煎剂，则需用10g。

寒痛，朱氏以温经散寒而止其痛，常选用川乌、草乌、附子、细辛等辛温大热之品，此类药善于温经散寒，宣通痹闭，且常与桂枝同用，而鲜与麻黄相伍。考乌头辛而大热，除寒开痹，力峻效宏；桂枝辛温，通阳散寒，和营达卫，二者合用，既可散在表之风寒，又可除里伏之痼冷，使气血温通，营卫调和。究麻黄虽可宣痹解凝，但有发越阳气之弊，需权衡使用。因川乌、草乌、附子均含乌头碱，用大量一般多制用，每日15～30g；生者宜酌减其量，并先煎2小时，以减其毒。细辛可用8～15g。

湿痛，治当健脾化湿，参用温阳之品，湿去络通，其痛自已。朱氏常喜用大剂量薏苡仁、生白术，合苍术、制附子。若大便调则用生薏苡仁；大便溏则用熟薏苡仁；若关节肿甚而便溏，又非大剂量不为功者，则生薏苡仁、熟苡仁合用，此中亦须掌握分寸。钻地风、千年健，善祛风渗湿，疏通经脉，各用30g，亦可止湿胜之疼痛。

热痛者，若常规用药收效不著者，可加服羚羊角粉6g，分两次吞服，亦可

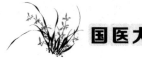

用山羊角或水牛角30g代之。如关节红肿热痛仍不解者，可服用"犀黄丸"。

（八）失 眠

失眠，是指睡眠时间不足或质量差，表现为晚上难以入眠，白天则头晕脑胀，精神萎靡，注意力不集中，给人的精神和体力带来很大的损害。

◆方一 国医大师颜德馨

【处方】黄芪15g，党参15g，当归15g，白术15g，茯苓15g，熟酸枣仁15g，远志6g，木香（后下）6g，石菖蒲9g，首乌藤30g，黄连3g，柏子仁20g，合欢皮30g。

【用法】每日1剂，水煎服。

【方解】黄芪味甘，性温，归脾、肺经，且味轻气浮，能益脾补肺，振奋元阳，健中州，升清阳，补肺气，行血脉，布精微，养脏腑，统血液，为补气升阳、强健脾胃之上品。党参味甘，性平，归脾、肺经，且甘缓和中，不腻不燥，其性主升，可补中州、益脾胃，助运化，布水精，升清阳，生阴血，在方中可补中益气，养血生津。白术味甘、苦，性温，归脾、胃经，且甘缓苦燥，质润气香，能缓胃消谷、健脾胃、运精微、升清阳、补气血、养心神、长肌肉，为健脾补气之要药。茯苓味甘、淡，性平，归心、肺、脾、肾经，且甘能补，淡能渗，一则可补中气、健脾胃，渗水湿、调气机、益中州，为补中益气之上品；二则可益脾气，导浊气，除痰涎，开心智，安心神，为养心安神之良药。石菖蒲味辛，性温，归心、肝、脾、胃经，且气香清爽，其性平和，能开心窍，通心神，辟秽恶，利清阳，善辟秽涤痰而卫宫城，宣心思之结而通神明，能舒心、畅心、怡心。远志味辛、苦，性微温，归心、肺、肾经，且芳香清冽，能祛痰涎，辟邪气，解郁，利九窍，益心气，安心神，止惊悸，开智慧，善交通心肾，使水火相济以宁心安神。首乌藤味甘、微苦，性平，归心、肝经，且气味俱薄，其性平和，能养心气，益心血，安心神，泻心火，育肝阴，以养心安神。合欢皮味甘，性平，归心、肝、肺经，且气味俱薄，性缓力和，能养心血，缓心气，开郁结，安五脏，具有畅心、怡神、补阴之功，可补阴养血，解郁安神。柏子仁味甘，性平，归心、脾、肾经，且气香质润，不寒不燥，能养心气，定心神，安五脏，益脾胃，为滋养心脾，安神定志要药。酸枣仁味甘、酸，性平，归心、肝、胆、脾经，且质润甘酸，能补肝胆，益肝气，养肝血，醒脾气，除虚烦，安心神，为滋养安神要药。木香味辛、苦，性温，归脾、胃、大肠经，且芳香浓烈，善开壅导滞，升降诸气，能醒脾开胃，疏肝理气，调畅气机。当归味甘、辛、微苦，归心、肝、脾经，且气轻味浓，能走能守，入心肝能生阴化阳，养血活血，走脾经能行滞气散精微，化生补血。黄连味苦、性寒，归心、肝、胆、胃、大肠经，且苦以降阳，寒以胜热，气味俱厚，清上泻下，可清肺热，泻心火，除湿火。系清心火安神之佳品。治心火亢盛所致烦躁不眠。

【功效主治】益气补血，健脾养神，疏肝。适用于心脾两虚所致失眠。

◆方二　国医大师何任

【处方】桃仁15g，红花9g，赤芍12g，当归15g，生地黄15g，川芎12g，川牛膝12g，柴胡10g，枳壳15g，首乌藤30g，丹参20g，姜半夏9g，生甘草6g，佛手片9g。

【用法】每日1剂，水煎服。

【功效主治】活血祛瘀，化痰安神。适用于血瘀内阻，兼有痰湿所致的心神不安与失眠。

◆方三　国医大师邓铁涛

【处方】竹茹、法半夏、胆南星、素馨花各10g，枳壳、化橘红、甘草各6g，茯苓、白术各15g，杜仲12g。

【用法】每日1剂，水煎服。

【功效主治】理气化痰解郁。适用于痰湿阻滞，兼肝气郁结所致的失眠。

◆方四　国医大师邓铁涛

【处方】黄芪15g，党参、酸枣仁各24g，茯苓、当归各12g，白术、肉苁蓉各18g，木香、炙甘草各6g，远志3g，大枣4枚。

【功效主治】补益心脾，益气养血。适用于心脾两虚所致的失眠。

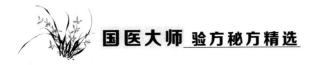

（九）心 悸

　　心悸的产生多由虚和饮所致。《圣济总录》言："虚劳惊悸者，心气不足，心下有停水也。"无论是血虚气少，心神失养，还是饮停心下，水气凌心，均可致心悸怔忡病生。虚证应"安养心神……当以扶元气为主"（《景岳全书》），停饮应化饮祛邪。中医学认为培中升清可健脾胃助运化，能培补元气，使心气充则气血调和，能化湿祛饮，使阳气足则饮消神凝。

◆方一　国医大师李振华

【处方】党参10g，白术10g，茯苓15g，化橘红10g，半夏10g，九节菖蒲10g，远志10g，枳壳6g，厚朴10g，郁金10g，砂仁8g，桂枝6g，薏苡仁30g，甘草3g。

【功效主治】健脾益气，豁痰宁心。适用于临床以心悸胸闷、气短喘促、脉弦滑为主者。

【加减】气虚甚者加黄芪30g，生山药30g，益气健脾；大便溏薄甚者加煨肉蔻10g，苍术10g，以燥湿固涩；脘腹胀满者加广木香6g，大腹皮10g，理气化湿，除满消胀；痰郁化热者，加黄连6g，胆南星10g，竹茹15g，以清热化痰；痰瘀交阻者，加当归10g，丹参15g，瓜蒌12g，以宽胸理气，养血活血；心悸明显者加龙齿10g，琥珀3g，以镇心安神。

◆方二　国医大师周仲瑛

【处方】炙甘草6g，党参12g，地黄12g，太子参12g，大麦冬10g，五味子5g，炙桂枝5g，煅龙骨（先煎）20g，煅牡蛎（先煎）25g，丹参15g，石菖蒲6g，刺五加12g，炒玉竹10g，三七粉（冲）3g，枸骨叶10g，黄连4g，苦参9g。

【功效主治】气阴两补，清心降火。适用于气阴两伤，心经郁热所致的心悸。

◆方三 国医大师周仲瑛

【处方】潞党参15g，大麦冬10g，五味子5g，炙甘草6g，炙桂枝10g，生黄芪20g，丹参15g，炒玉竹10g，刺五加12g，石菖蒲10g，炙远志5g，生地黄12g，山茱萸10g，淫羊藿10g。

【功效主治】补气养阴，畅通心脉。适用于气阴两虚、心营不畅所致心悸。

（十）头 痛

头痛是以头部疼痛为主要症状的疾患。大致包括西医学的高血压、神经衰弱、三叉神经痛、贫血、脑震荡后遗症及一部分脑实质病变在内。在外感热病中（急性传染病），亦多有头痛，不属本节讨论范畴。

◆方一 国医大师路志正

【处方】太子参、炙黄芪、熟地黄各15g，炒白术、菟丝子、怀山药、当归各12g，川芎9g，川附子（先煎）6g，细辛3g，蜈蚣3条。

【用法】每日1剂，水煎服。

【方解】方中首先选用了太子参、炙黄芪、白术三味药物。太子参味甘、苦，性平，归脾、肺经，可补脾益肺，生津养阴；炙黄芪味甘，性温，归脾、肺经，且味轻气浮，能益脾补肺，振奋元阳，健中州，升清阳，补肺气，行血脉，布精微，养脏腑，通血液，为补气升阳之良品。白术甘缓苦燥，质润气香，能缓胃消谷、健脾胃、运精微、升清阳、补气血、养心神、长肌肉，为健脾补气之要药。三味相伍，共奏健脾益气，甘温助阳之功。脾气健，中阳足，气血畅，脑络通，其痛自止。在方中配用了附子、菟丝子、细辛三味药物。附片味辛、甘性火热，归心、脾、肾经，且气味俱厚，其性善走，既可回阳退阴，彻内彻外，内温脏腑骨髓，外暖筋肉肌肤，上益心脾阳气，下补命门真火，能追复散失之亡阳，峻补不足之元阳；又可补命门、益先天之火，以暖脾土，壮元阳助五脏阳气以散寒凝，通阳散结，祛寒止痛。菟丝子味甘、辛，性微温归肝、肾经，且能补肝肾、助阳道、益精髓，为平补肝肾之要药。细辛味辛，性温，归肺、肝、肾经，且辛香浓烈，可上行，亦可横走，善开通结气，宣散郁滞；既可祛风邪、泄肺气、散寒邪、通鼻窍，又可上透巅顶，旁达百骸，散风邪、祛寒凝无处不到，宣络脉、通百节无微不至，临证常为治头痛要药。三味相伍，共奏温壮肾阳，煦脉散寒，通络止痛之功，肾阳复，寒邪去，络脉通，气血畅，其痛自消。在方中又配伍了当归、熟地黄、山药这三味药物。当归味甘、辛，微苦，性温，归肝、心、脾经，且气轻味浓，辛散通行，能走能守，可补可破，入心经可生阴化阳，养血活血；入脾经可布散精微，化生补血；入肝经可养血调肝、散瘀行滞、和血缓急，通络止痛。熟地黄味甘、微苦，性微温，且质润滋腻，其性缓和，守而不走，一则养五脏、化阴血、调肝气、养心血，为血中之血药，补血通脉之佳品；二则补肾生精，封填脑髓，为补胃健脑之要药。山药味甘，性平，归肺、脾、肾经，且甘平和缓，不燥不腻，一可补中益气，健脾和胃；二可益气养阴，填精补髓；三可润肺生津，固精强阴。三药相伍，共奏健脾润肺，固肾填精，强阴益髓，滋阴化阳之功。阴虚阳复，气畅血和，脑络得濡，其痛自除。

中医学认为，久病入络，名医叶天士《临证指南》谓："如阳虚浊邪阻塞，气血瘀闭而为头痛者，用虫蚁搜逐血络，宣通阳气。"故在方中又配伍了蜈蚣、川芎这两味药物，蜈蚣味辛，性温，归入肝经，且辛温燥烈，走窜性猛，行表达里，无所不至，能搜风息风，散瘀行滞、开痰散结，为息风止痉、通络活络要药。川芎味辛，性温，归肝、胆经，且温通走窜，味清气雄，走而不守，上行头目，旁达肌肤，性最疏通，善行血中之气滞，通行十二经脉。一则可开郁结、行气血、疏肝郁、调气机；二则可散寒湿、祛风气、解头风、疗头痛；三则可破瘀蓄、通血脉、散结气、消瘀肿、止疼痛。二味相伍，共奏活血逐瘀、通经活络、搜风止痛之功。瘀去络通，风息痉止，血脉和畅，脑络清利，其痛自愈。

本方温阳通络，适用于脾肾阳虚所致头痛。

◆方二　国医大师颜德馨

【处方】羌活9g，川芎9g，生地黄15g，赤芍9g，桃仁9g，当归9g，红花9g。

【用法】每日1剂，水煎服。

【方解】方中熟地黄甘温以滋阴养血，填精为君药；当归辛、甘，温，补血养肝，和血调经，为臣药；佐以白芍和营养肝，缓急止痛；使以川芎活血行滞。四药相合，则补中有通，补而不滞，可活血养血，通络止痛。在方中又配用了桃仁、红花这两味药物，以取其桃红四物汤（《济阴纲目》）之义以活血破瘀，通络止痛。桃仁味苦，性平，归心、肝经，且善入血分，能散瘀血、攻蓄血、活死血、破癥积、通心窍、凉血热，散而不收，有泻无补，可破血祛瘀，通络止痛；红花味辛，性温，归心、肝经，且辛散温通，善入血分，通行血脉，一则能散瘀血、活死血、通经脉、破癥积，为行血破血之要药，二则能行血中之气，有破血、行血、活血、调血之妙，多用则行而破，少用则和而调，为通经活络、和血止痛之上品。在方中又配伍了羌活、川芎两味药物：羌活味辛、苦，性温，归膀胱、肝、肺、肾经，且体轻气浓，善行气分，能散能行，善发表邪，功彻上下，遍达肢体，既为发散风寒之要药，又为祛风止痛之上品，长于治头、项、脊背、上肢诸风痛；川芎味辛，性温，归肝、胆经，且辛散温通，味清气雄，走而不守，既可开郁结、行气血、舒肝郁、止疼痛，又可上行头目，旁达肌肤，能散寒湿、祛风气、解头风、解目疾。石楠叶味辛，性平，归心、肝经，且辛散走窜，长于搜风通络；露蜂房味甘，性平，归胃经，且走表达里，通经入骨，可攻坚消滞，搜风止痛；乌梢蛇味甘，性平，归肝经，且味甘气厚，其性走窜，可搜风邪、透关节，通络止痛；全蝎味辛，性平，归肝经，且辛散走窜，其性峻烈，能穿筋透骨，逐湿祛风，通络止痛；蜈蚣味辛，性温，归肝经，且辛散温通，走窜性猛，行表达里，无所不至，可散瘀行滞，破坚开结，通络止痛。五味相伍，共奏搜风祛邪，通络止痛之功。风去络通，百脉畅利，脑络顺达，其痛自愈。

【功效主治】祛风活血。适用于邪风久羁入络、血瘀阻于清窍所致的头痛。

◆ **方三　国医大师郭子光**

【处方】全蝎（水洗去盐）10g，地龙10g，僵蚕10g，川芎10g，荆芥10g，防风10g，细辛3g，白芷15g，薄荷15g，羌活10g。

【用法】每日1剂，水煎服。

【方解】方中用荆芥、防风、细辛、白芷、羌活、薄荷味辛走散，以搜风邪为君药；全蝎、地龙、僵蚕味辛走散入血分，温行血脉，逐瘀通络为臣药；川芎味辛，性味，归肝经，搜风通络、活血止痛为佐。诸药合用，共奏搜风通络、活血止痛之功。

【功效主治】搜风通络，逐瘀止痛。适用于风邪入络、脉络瘀阻所致的头痛。

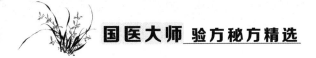

（十一）眩 晕

眩晕一病的发生与肝、脾、肾三脏的功能失常密切相关，而三者中又与肝的关系最为密切。肝五行属木，其性升发，喜条达而恶抑郁，主疏泄气机，调畅情志。若肝失疏泄，则升降失度，出入无节，病及清窍，则致眩晕发作。再者，肝为刚脏，体阴而用阳，全赖阴血养润，而阴血易枯，故肝风易动。如肝之疏泄功能失常，相乘于脾，则脾失健运，气血生化乏源，气血不足，不能上养清窍，亦可引起眩晕。此外，肝肾同源，若患者年事已高，先天之本渐衰，日久而致水不涵木，肝失濡养，肝阳上亢，亦可引起眩晕。颜教授认为，眩晕的病因病机虽多变，但总以虚实为纲。虚为病之本，实为病之标。然虚有气虚、血虚、阴虚、阳虚之分，实有风、寒、瘀、火、湿、痰之别。它们即可独见，亦可并见。临床所见之证往往虚实错杂。因此，临床诊辨眩晕应详加辨析，抓住病因病机的关键所在。一般而言，病程久者多偏于虚，虚者以精气虚者居多，精虚者宜填精益髓，滋补肾阴；气血虚者宜补气养血，滋养肝肾。病程短者多偏于实，实证以痰火者多见，痰湿中阻者，宜燥湿化痰；肝火亢盛者，宜清肝泻火；肝阳上亢者，宜平肝降逆。总体而言，本病的发生多以阴虚阳亢者居多，治疗当以滋阴潜阳为要。

◆方一 国医大师颜正华

【处方】熟地黄15g，白芍12g，生石决明30g，生牡蛎（打碎先煎）30g，茯苓10～30g，丹参12～15g，益母草15g，怀牛膝12～15g，首乌藤30g，白菊花10g。

【方解】方中熟地黄甘而微温，善滋阴养血固本，治阴血亏虚之证；白芍苦酸微寒，善养血敛阴，平肝柔肝，治肝阳上扰清窍而致之眩晕；二药共为君药，奏滋补阴血，平抑肝阳之效。石决明质重咸寒，善清肝火、养肝阴、潜肝阳；生牡蛎质重而咸涩微寒，善益阴潜阳，又能镇心安神；两药共为臣药，既助主药补阴潜阳，又能镇心安神。茯苓甘平，宁心安神、健脾；丹参微寒，清心安神活血；牛膝补肝肾而引火引血下行；益母草微寒，清热利水、活血化瘀；四药共为佐药，既助君臣药潜肝阳、补肝肾、宁神志，又引火引血下行以消眩晕。白菊花微寒，能平抑肝阳、清利头目；首乌藤性平，可养心安神、祛风通络；二药共为使药，一则平抑肝阳、养心安神，二则引药入心肝二经。诸药合用，滋阴平肝、潜阳安神效宏。

【加减】临证凡遇肝肾阴虚、肝阳上亢之眩晕，每每投用潜降汤，并注重随证加减。如兼食欲缺乏者，去熟地黄，加制何首乌15g，陈皮10g，炒麦芽10g；兼耳鸣者，加磁石30g；兼腰痛者，加杜仲10g，桑寄生30g；兼盗汗者，加五味子6g，浮小麦30g；兼大便黏滞不爽者，加决明子30g，全瓜蒌30g；偏阴虚火旺者，去熟地黄，加生地黄15g，麦冬15g；肝火偏旺，证兼急躁易怒、目赤者，加龙胆6g，夏枯草15g；头痛较重者，加白蒺藜12g，蔓荆子12g，川芎10g；眩晕较重者，加天麻6～10g，钩藤15g；失眠较重者，加炒酸枣仁30g，生龙骨30g，生牡蛎30g，首乌藤30g。

◆方二　国医大师裘沛然

【处方】制半夏30g，大蜈蚣5条，川芎60g，当归45g，熟地黄60g，枸杞子30g，山药50g，生白术45g，白芷30g，龙胆30g，熟附子24g，全蝎15g，远志15g，茯苓60g。

【用法】上药共研细末，装入胶囊。每日2次，每次4.5g，开水送服。

【功效】燮理阴阳，祛风清头目。

【主治】正偏头痛，眩晕。

◆方三　国医大师邓铁涛

【处方】黄芪24g，党参18g，云茯苓12g，白术12g，川芎9g，天麻9g，枸杞子9g，钩藤12g，白芍9g，生地黄12g，甘草3g。

【主治】适用于虚眩且兼相火者。

◆方四　国医大师周仲瑛

【处方】天麻10g，川芎10g，白蒺藜10g，夏枯草10g，玄参10g，枸杞子10g，女贞子10g，墨旱莲10g，豨莶草15g，丹参15g，野菊花15g，桑寄生15g，生地黄12g。

【功效主治】补肝肾，息风。适用于肝肾亏损、内风暗动所致的眩晕。

◆方五　国医大师周仲瑛

【处方】川黄连3g，竹沥半夏10g，广陈皮5g，连皮苓15g，全瓜蒌15g，玄明粉10g，决明子30g，天竺黄10g，海藻10g，珍珠母30g，钩藤15g，天仙藤10g，防己10g，泽泻15g。

【功效主治】祛痰，清热，息风。适用于痰热内蕴、风阳上扰所致的眩晕。

◆方六　国医大师周仲瑛

【原料】黑芝麻、蜂蜜各适量，鹌鹑蛋5个。

【制作与服法】将鹌鹑蛋打入碗中，加入黑芝麻15g，蜂蜜10g，清水适量，用筷子搅匀，加水蒸熟即成。于晨1次顿服，连服数日。

【功效主治】益精补血，滋补肝肾。适用于肝肾阴虚所致眩晕。

◆方七　国医大师周仲瑛

【原料】僵蚕9g，荆芥穗6g，羌活6g，白芷6g，明天麻6g，青皮9g，鸡蛋2枚。

【制作与服法】将上药与鸡蛋加水适量，共煮，待鸡蛋熟后去皮，再煮，令药味入透，取出鸡蛋即可食用。

【功效主治】祛风止眩晕。适用于风邪所致头目眩晕。

◆方八　国医大师周仲瑛

【处方】天麻30g，老母鸡1只，生姜3片。天麻稍浸泡，洗净；老母鸡宰洗净，去脏杂、尾部，切块。一起与生姜放进炖盅内，加入冷开水1250ml（约5碗量），加盖隔水炖3个小时便可。用盐调味，此量可供3～4人用。对眩晕或经常反复者有辅助治疗的作用。

（十二）中　风

中风，是中年人的常见病，发病率高、病死率高、致残率也高，此病对中年人（尤其是中年后期）的健康构成了较大的威胁。中风又称脑卒中，急性脑血管疾病或脑血管意外，即以突然发生的意识障碍和肢体瘫痪为主要临床表现的一种急性脑血管疾病。中风一般分缺血性与出血性两大类：缺血性的一类包括一次性脑缺血发作、脑血栓形成和脑栓塞；而出血性一类包括脑出血和蛛网膜下腔出血。

◆方一　国医大师任继学

【处方】羚羊角（单煎）5g，玳瑁15g，炒水蛭5g，土鳖虫3g，豨莶草30g，白薇15g，石菖蒲15g，川芎10g，地龙10g，胆南星5g，珍珠母50g。

【用法】水煎服，每日1剂。

【方解】方中用珍珠母、玳瑁平肝潜阳，清热息风。珍珠母味咸，性寒，归心、肝经，平肝潜阳，且气味俱寒，纯阴质重，能平肝阳，坠心火、育肝阴，安心神，定魂魄，为治中风昏仆之良药；羚羊角咸寒归心、肝二经，质重气寒走血分，清上泻下，能平肝阳，息风邪，安魂魄，定心神，为平肝息风之上品。方中用水蛭，专入血分，不走气分，破瘀血而不伤新血，为活血通络之佳品；川芎乃血中气药；豨莶草味辛、苦性寒，归肝、肾经，祛风通络，清热解毒。白薇清热凉血，且善清血热，益阴除烦，味虽苦而不燥，气虽寒而不浊，清热而不伤阴液，凉血而不劫精血。复用石菖蒲，该药气香清爽，其性平和，善辟秽涤痰而卫宫城，宣心思之结而通神明。《本经逢原》称其能"开心孔，补五脏，通九窍，明耳目，出音声，总取辛温利窍之力……"配以胆南星一味，味苦性凉，有清热化痰、息风定惊作用，其特性是化痰而不温，息风而不燥。诸药合用，瘀去痰消，脉络和顺，清窍畅利，风邪自解。

【功效主治】平肝潜阳，开窍醒神。适用于肝风内动所致中风。

◆方二　国医大师张学文

【处方】 天麻10g，决明子15g，菊花12g，豨莶草15g，川芎10g，地龙10g，桂枝6g，赤芍10g，红花6g，桑寄生15g，路路通15g，生山楂15g，伸筋草15g。

【用法】 每日1剂，水煎服。

【方解】 天麻味甘，性平，归肝经，且厚重坚实，明净光润，走肝经气分，能养肝血、育肝阴、抑胆气、息内风，为养阴滋液息风之药，且能抑肝阳、平肝木，为平肝息风之上品。故《本草纲目》曰：天麻，乃肝经气分之药。决明子味甘、苦、咸，微寒，归肝经，本品气禀清扬，疏外泄里，能清肝火、疏风热、祛瘀滞、益肾水、开目窍。菊花归肝经，本品辛凉苦甘，可升可降，宣扬疏泄而达于巅顶，收摄虚阳而归于肝肾，能清肝火，息内风，抑木气之横逆，摄虚阳之上浮，为清肝明目之要药。赤芍味苦，微寒，归肝经，且气性禀寒，苦主降泄，能泻肝火，解炽热、凉血热，且善下气，入血分，能散恶血、破坚洁、行血滞、通血脉；红花活血通经，和血止痛；川芎行气开郁，性最疏通，善行血中之气滞、通行十二经脉，能破瘀蓄、通血脉、消瘀肿、止疼痛；地龙味咸，性寒，归肝、肾经，本品大寒，其性下行，能去热邪、泄肝火、解火郁，为凉血清热佳品。且善行走窜，走血分，能通血脉、利关节、消瘀滞。生山楂本品酸温，走血分，善化瘀血而不伤新血，开郁气而不伤正气，能消血块，行瘀滞，化痞气，通脉络。如此相伍，则瘀去络通，血和风息，诸症自愈。豨莶草味辛、苦，性寒，归肝、肾经，且走窜开泄，其性猛烈，能祛风湿、调血脉、通经络、利关节，为治中风之上品。路路通祛风通络，且善于通行，能祛风湿、活血脉、通经络、止疼痛。伸筋草味苦、辛，性温，归肝、脾、肾经，且辛温善行，走而不守，能祛风湿，舒筋骨，通经络，除痹痛。如此配伍，则通经活络，舒筋止痛。经络通则气血和，气血和则百脉畅，百脉畅则诸症自愈。桑寄生味苦、甘，性平，归肝、肾经，且苦甘平和，不寒不热，能补肝肾、通经络、强筋骨、益血脉、利关节，为平补肝肾、通经活络之上品。桂枝味辛、甘，性温，且善于通心阳、暖脾胃、煦肝血、行气血、通经络。

【功效主治】 清肝活血。适用于肝阳亢与血瘀而致脑梗死。

出血性脑血管意外，多以络伤血溢、清窍闭塞为基本病理，以开窍复苏为基本治疗原则。属阳闭者，多由风火上逆所致，主以凉开，兼用清肝息风；阴闭者，系风痰上蒙为患，治当温开，兼以豁痰祛风。若阳气虚脱，则又应以固脱为本，治以益气回阳扶正。需要注意的是，在患者出血未止时，治疗应重视止血。临床常将止血寓于清热开窍之中，在辨证施治之基础上，运用安宫牛黄丸等开窍药的同时，酌加犀角（代）、生地黄、牡丹皮、侧柏叶、仙鹤草等凉血止血药物。

缺血性脑血管意外，常以络脉瘀阻为基本病理，以活血化瘀通络为基本治疗原则，由于临床多见气虚血瘀及阴虚风动证，因而以益气化瘀、滋阴息风为基本治疗大法。有痰阻脉络者，又当以化痰通络；夹腑实者，兼以通腑泻热。临床老年患者常出现痰瘀凝结的病理，在活血化瘀通络的同时，还要注意化除痰浊。具体治疗时溶解血栓的方法，除服用中药外，多采用静脉给药，常使用复方丹参注射液、川芎嗪、维脑络通、蝮蛇抗栓酶、川芎红花注射液等针剂。

中医传统一般将本病分为中经络与中脏腑两大类型。前者无神昏而病轻，后者有神昏而病重。中经络包括络虚风中证、风痰阻络证、痰热腑实证、阴虚风动证及气虚血瘀证。脑血栓形成及一过性脑缺血发作多见此类证型。脑出血和蛛网膜下腔出血复苏后，亦可见其中部分证型。中脏腑包括阳闭证、阴闭证及阳气亡脱证。临床上阳闭证还常兼见痰热腑实证。脑出血和蛛网膜下腔出血多见这类证型。重症脑血栓形成亦可见到闭证。脑栓塞起病急骤，意识障碍类似脑出血，而其他症状、体征又与脑血栓形成相似，临床既可发生闭、脱等中脏腑之证，又可出现中经络诸证。必须指出的是：现代医学所称出血性、缺血性中风与中医学的不同证候、治则虽有一定联系，可供临证参考，但并非必然规律，实际上，由于出血量的多寡、缺血灶的大小及病变部位等因素的不同，临床表现差别很大，而且出血与缺血的病理改变可互为因果，同时存在，故不可执现代医学诊断以按图索骥，而当留意辨证施治，灵活处理。

阳闭证、阴闭证及阳气亡脱证均是本病的危重证型，临床单纯口服中药恐缓不济急，应配合使用针剂以提高疗效。对急性期昏迷、呕吐者，暂不宜灌服汤剂，以免引起窒息或吸入性肺炎，鼻饲给药液应待呕吐后进行，故宜中西医结合抢救。

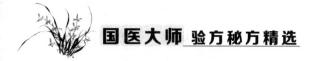

（十三）中风后遗症

中风是中老年人常见的急危重症，致死、致残率较高，在存活者中，大约80%的患者会留有不同程度的功能障碍，即中风后遗症。中风后遗症最常见的就是患者一侧肢体偏瘫、一侧肢体感觉障碍、一侧视力障碍、言语障碍、吞咽障碍、认知障碍、大小便障碍等，给患者和家属带来了巨大的痛苦和不便。

◆方一　国医大师邓铁涛

【处方】羚羊角25g，钩藤15g，白芍12g，地龙12g，石决明30g，天竺黄10g，茯苓10g，杜仲12g，牛膝15g。

【功效】兼热盛者，可加黄芩、莲子心、生石膏；兼痰可加胆南星、全蝎、僵蚕；兼失语者加全蝎、石菖蒲，或合至宝丹。

◆方二　国医大师颜德馨

【处方】生蒲黄9g，通草9g，水蛭3g，桃仁9g，川黄连2.4g，石菖蒲9g，海藻9g，葛根9g，石决明30g，钩藤9g，生山楂15g，地锦草30g，苍术9g。

【用法】每日1剂，水煎服。

【方解】石决明味咸，性寒，归肝经，本品气寒质重，能镇浮阳清利头目，凉肝潜阳而育阴，咸寒善入血分，清肝热、解郁火、散瘀滞、养肝血。决明子味甘、苦、咸，微寒，归肝、大肠经，且气禀清扬，疏外泄里，清肝火、祛瘀滞、益肾水、开目窍、通肠腑以釜底抽薪。钩藤味甘，微寒，归肝经，且轻清气凉，其性捷利，善泻火而定风、消痰以安神，能平肝风、泻心火、祛风痰，且寒凉胜亢盛之火以平肝阳，清肝经之热以除烦躁，有清而不伤正、寒凉不伤胃的特点。黄连味苦，性寒，归心、肝经，且苦以降火，寒以胜热，气味俱厚，清上泻下，直折火势，能清肝火、泻心火，清火以息风。如此相伍，则肝阴得补，肝阳得制，肝火得清，诸风得止，诸症自愈。

水蛭味咸、苦，性平，归肝经，本品性缓善入，能破瘀血，攻癥积，通血脉。桃仁味苦，性平，归心、肝经，且善入血分，能散瘀血、攻蓄血、活死血、破癥积、通心窍、凉血热，散而不收，有泻无补，为血结血闭之要药。生蒲黄味甘，性平，归心、肝经，且清香，其性和平清上利下，止散皆俱，能清血热，止血溢、行血滞、散气聚，为止血行滞要药；又善入血分，走上彻下，无所不达，能行血滞，消瘤、破气结、通经脉，为活血化瘀、行气止痛要药。地锦草清热解毒，凉血通脉。如此相伍，则瘀去脉通，血活窍开，诸症自愈。生山楂酸温入肝，善走血分，化瘀血而不伤新血，开郁气而不伤正气，能消血块，行瘀滞，化痞气，通经络；海藻善走善破，能走血脉，通经络，破坚积，消痰水；苍术燥湿健脾，行气和中，以绝生痰之源。石菖蒲味辛，性温，归心、肝、脾经，一可开窍辟秽，且气薄清芬，能开心窍、通心神、辟秽恶，利清阳；二可安神醒脑，本品气香清爽，其性平和，善辟秽涤痰而卫宫城，宣心思之结而通神明；三可化湿开胃，且辛开芳化，温化寒湿，能燥脾湿，化湿浊，调壅滞，和中州。葛根气味俱薄，轻而上升，浮而轻微，阳中之阴也，为阳明经药，兼入脾经，与化痰药相配伍，能引药入脑，增加脑血流量，软化脑血管；通草其气轻清上逸，与活血药相伍，能引药入脑，剔除脑络新旧瘀血，使瘀去络通，脑窍开复。如此相伍，祛痰浊以通脑络，醒心脑以复神明。共成祛痰化瘀、疏通脉道、平肝息风之剂。瘀去、脉通、窍清、风息，诸症自愈。

【功效主治】平肝化瘀。适用于肝肾不足，气阴本亏，肝阳挟痰浊上扰，清窍受蒙所致的脑梗死。

◆方三　国医大师周仲瑛

【处方】制白附子6g，法半夏10g，怀牛膝10g，制天南星10g，茯苓10g，当归须10g，僵蚕10g，地龙10g，天麻10g，豨莶草15g，桑枝15g，桑寄生12g。

【功效主治】息风通络。适用于中风后遗症。

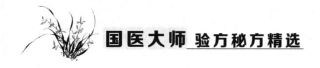

（十四）癫　狂

癫与狂都是精神失常的疾患。癫证以沉默痴呆，语无伦次，静而多喜为主要特征。而狂证以喧扰不宁，躁妄打骂，动而多怒为特征。癫证与狂证在症状尚不能截然分开，又能相互转化，故二者常并称。此证尤多见于青壮年。

癫狂的病因病机，常以阴阳失调、七情内伤、痰气上扰、气血凝滞为主要因素。此外，尤须注意的是，癫狂证与先天禀赋和体质强弱亦有密切关联，如禀赋素足，体质健壮，阴平阳秘，即使受到七情刺激亦只有短暂的情志失常，并不发生疾病。反之，禀赋先有不足，体质单薄，遇有惊骇悲恐，意志不遂，则往往七情内伤，阴阳失调而发病。这种禀赋不足往往是家族性的，故患者常可见家族病史。

◆方一　国医大师任继学

【处方】白花蛇头3具，玳瑁20g，郁金25g，天麻15g，天竺黄30g，真沉香10g，胆南星15g，白芍5g，清半夏10g，全蝎10g，蜈蚣5条，僵蚕15g，牛黄1.5g，麝香0.3g，琥珀5g，西红花5g，动物脑（猪或羊）1具。

【用法】共研细末，每服5g，每日2次，温水送服。

【功效主治】调整阴阳，镇静安神，协调脏腑，开窍定痫。适用于癫痫经常发作，头晕，发则四肢抽搐，口吐涎沫，甚则神呆，舌红苔薄白，脉沉弦。

◆方二　国医大师程莘农

取大陵、神门、内关、百会、四神聪保心宁神、开窍益智，癫证刺宜平补平泻法，狂证刺宜泻法。

◆方三　国医大师张锡君

【处方】陈皮9g，半夏9g，茯苓10g，甘草4g，枳实12g，胆南星9g，郁金9g，白矾（烊化）3g，重楼9g，石菖蒲9g，香附9g。

【功效】理气解郁，化痰开窍。适用于痰气郁结、上扰清窍、蒙蔽心神、神志逆乱所致的癫狂。

◆方四　国医大师张锡君

【处方】全蝎、朱砂（水飞）、水蛭各30g，蜈蚣15条，磁石40g，白矾、郁金、川芎、胆南星、川贝母各15g。

【用法】上药共研细末，过筛混匀，分成90小包，每服1包，日3次，白开水送下。

【功效主治】息风涤痰，活血化瘀，镇惊止痉，适用于痰瘀阻窍、肝风上扰所致癫痫。

◆方五　国医大师朱良春

【处方】炙全蝎、广地龙各60g，陈胆星、川石斛、天麻、青礞石、天竺黄各45g，石菖蒲30g。

【用法】共粉碎，水泛为丸如绿豆大，每服3～5g，日2次。

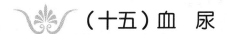

（十五）血　尿

血尿是指尿中红细胞排泄异常增多，超过了正常的界限，主要是由血液经过病损的肾小球、肾小管或尿路混入尿中形成的。成人新鲜尿液离心以后限沉渣镜检，每个高倍视野的红细胞不应该超过3个，如果超过3个或12小时尿液沉渣红细胞数超过50万个，即可诊断为血尿。所以尿常规检查报告提示红细胞0～3/HP（高倍视野）属正常范围。

◆方一　国医大师周仲瑛

【处方】大生地黄10g，怀山药10g，山茱萸10g，牡丹皮10g，茯苓10g，泽泻10g，墨旱莲10g，阿胶10g，煅人中白10g，紫珠草10g，苎麻根20g，大黄炭3g，虎杖12g，石韦12g。

【功效主治】补肾阴，清湿热。适用于肾阴亏虚、下焦湿热所致的尿血。

◆方二 国医大师朱良春

【处方】生地黄20g，金钱草45g，生地榆30g，海金沙藤30g，苎麻根30g，冬葵子12g，瞿麦12g，鸡内金9g，芒硝（分冲）4.5g，甘草3g。

【功效主治】滋阴清热，利湿化石。适用于湿热蕴于下焦，结而为石，损伤阴络而致尿血。

（十六）鼻 衄

鼻衄，包括局部和全身两大类，出血部位大多在鼻中隔前下方的黎氏区，此处有汇集成网状的血管，表面黏膜菲薄，很容易因情绪波动、疲劳、挖鼻孔、发热、上呼吸道感染等诱因，使毛细血管充血扩张、损伤出血。

◆方一 国医大师干祖望

【处方】党参10g，焦白术10g，当归10g，茯神10g，酸枣仁10g，藕节炭10g，侧柏叶10g，血余炭（包）10g，黄芩9g，甘草3g。

【功效主治】养心健脾，益气摄血，佐以凉血、止血，适用于鼻衄症属心脾两虚，统血无权者。

◆方二 国医大师干祖望

【处方】生地黄12g，熟地黄12g，玄参10g，桑白皮12g，黄芩6g，丹皮6g，白茅根12g，荆芥炭10g，藕节炭10g，侧柏炭10g，血余炭（包）10g，焦山楂10g，甘草3g。

【功效主治】养阴清热，凉血止血，适用于阴虚鼻衄。

◆方三 国医大师干祖望

【处方】龙胆3g，焦山栀子6g，黄芩9g，菊花10g，生地黄12g，当归10g，柴胡4g，泽泻10g，珍珠母（先煎）24g，藕节炭10g，血余炭（包）10g，仙鹤草10g。

【功效主治】清肝泻火，凉血止血。适用于肝火鼻衄。

◆方四　国医大师干祖望

【处方】生石膏（先煎）20g，肥知母10g，连翘10g，当归10g，黄芩炭10g，牡丹皮炭10g，侧柏叶10g，仙鹤草10g，藕节炭10g，甘草3g，生大黄（后下）5g，芦根30g。

【功效主治】清泄肺胃之热，兼以凉血止血。适用于胃热鼻衄。

◆方五　国医大师干祖望

【处方】生石膏（先煎）20g，肥知母10g，黄芩10g，菊花10g，侧柏叶10g，藕节炭10g，当归10g，仙鹤草10g，焦山楂10g，白芍10g，生甘草3g。

【功效主治】清泻肺热，凉血止血。适用于肺热鼻衄。

（十七）水　肿

　　水肿是指以头面四肢的水肿症状为主的疾患而言。病久，才能使肿势延伸入腹而见腹水。其与臌胀患者，先见腹水腹大，而后肿延四肢者，截然不同。

　　本病在西医可包括：急性肾炎、慢性肾炎、心力衰竭水肿、营养不良性水肿等。

　　中医学认为：水肿是由肺、脾、肾的气化功能失调，或三焦不利引起。因肺气失于宣降，则水道（三焦）不能通调；脾虚不能健运，则水湿难以运化；肾气不能蒸化，则气水无由到互化；三焦不能通利，则水气交阻，水道不通。以上几种因素，都能使水湿停留于体内，外不得开泄出于皮毛而为汗，内不能下入于膀胱化为尿，因而发为水肿。治疗之法，首重宣畅气机，通调水道，使水湿能从正常渠道化为汗、尿，排出体外。

　　一般肺型水肿，多见寒热无汗、咳喘等症，肿胀以上半身为重。治疗重在开降肺气，以利三焦水道之畅通无阻。开肺气常用：麻黄、杏仁、桔梗、浮萍、紫菀、款冬花、白芷、前胡、荆芥、薄荷、秦艽、羌活等，降肺则常取：石膏、桑白皮、知母、黄芩、甘草、半夏、陈皮、橘红等药。且开之与降，往往相依为用，相辅相成，如麻黄开宣肺气，却又能定喘降肺，通三焦而利尿；石膏降肺，却有时用于解肌发汗，发降为开，这就有赖于严密的配伍作用。

脾型水肿，多见唇舌淡白，面色不华，小便不利，身重困倦等症。治疗主要在于补脾健运，发利水湿。补脾常用：党参、黄芪、鲤鱼、莲子、白扁豆、炙甘草等；健脾则常以：白术、茯苓、薏苡仁、赤小豆、猪苓、泽泻、车前草、冬瓜皮、大腹皮、玉米须等为主。

肾型水肿，多见腰痛，腰膝痿软，四肢不温，腰以下肿甚，脉冲迟细等症。治疗主要在于益肾补精。益肾常用：肉桂、附子、补骨脂、川续断、杜仲、熟地黄、山茱萸等药；补精则常取：鹿角、紫河车、菟丝子、沙苑子、覆盆子、淫羊藿等。

三焦水肿。病多属实，以水势延伸入腹为主要标志，腹水较为明显，二便不畅。治疗之法，首重攻水下气。攻水常用牵牛子、商陆、紫蝴蝶花根等；下气乃取枳壳、槟榔、青皮、厚朴、蔻仁、木香等。

随着科学的不断发展，近年来又出现了以行瘀解毒为主之方，治疗急慢性肾炎水肿者，意取链球菌变态反应病（急慢性肾炎多属此类）属"数变"之畴，数变乃风之为病特征，而治风则须先治其血，故桃仁、红花、当归、赤芍、丹参、川芎等乃为常用之药。又因肾炎毕竟有炎症存在，故清热解毒之山豆根、蒲公英、土茯苓、重楼、白茅根、板蓝根、紫花地丁等都能发挥其作用。今日之以益肾汤治疗急慢性肾炎水肿，已取得良好效果，此一疗效，首先应归功于中西医结合。

◆ 国医大师李辅仁

【处方】 生地黄12g，熟地黄12g，枸杞子15g，生黄芪15g，山茱萸10g，桂枝10g，白术10g，猪苓30g，茯苓皮30g，泽泻20g，女贞子10g，墨旱莲10g，党参15g，丹参20g。

【方解】 此方以二至丸（汤）、六味地黄丸汤、五苓散加减化裁，用党参、丹参、黄芪以益气活血化瘀，标本兼治，临床效果显著。

（十八）腰　痛

腰痛系指腰部一侧或两侧疼痛。腰为肾之外候，是足太阳经、督脉、带脉循经之处。因此，腰痛与肾的关系密切。

(1)风寒腰痛：风寒外袭，侵犯腰部，筋脉凝滞，气血不畅引起腰痛。

(2)风湿腰痛：居住潮湿，或冒雨涉水，风湿之邪浸淫腰部，黏滞筋脉引起腰痛。

(3)寒湿腰痛：久居冷湿之地，或冒雨涉水，劳汗当风，衣着湿冷，寒湿之邪侵犯腰部。寒邪凝滞收引，湿邪黏滞不化，致腰部筋脉受阻，气血运行不畅而引发腰痛。

(4)湿热腰痛：长夏之际，湿热交蒸，或寒湿蕴结日久，郁而化热，转为湿热，湿热浸淫，阻遏筋脉引起腰痛。

(5)气滞血瘀腰痛：失志急怒，郁闷忧思，或强力举重，闪挫跌仆，或久坐气血运行不畅，或妇女经血不调，而致气滞血瘀，筋脉不利，引起腰痛。

(6)肾虚腰痛：先天禀赋不足，加之劳累太过，或年老肾衰，或久病伤肾，房事过度，而致肾精亏虚，阴阳不足，筋脉失于温养濡润，不荣则痛。

◆方一　国医大师方和谦

【原料】老鸭1只，核桃仁200g，荸荠150g，鸡肉泥100g，蛋清、玉米粉、料酒、盐、食油、葱、生姜、油茶末各适量。

【做法】①将老鸭宰杀后用开水余一遍，装入盆内，加入葱、生姜、猪脂、料酒少许，上笼蒸熟透取出晾凉，去骨，把肉切成两块。

②把鸡肉泥、蛋清、玉米粉、料酒、盐调成糊。

③把核桃仁、荸荠剁碎，放入糊内，淋在鸭子内膛肉上。将鸭子放入锅内，用温油炸酥，沥去余油，用刀切成长条块，放在盘内，四周撒些油茶末即可。

【功效主治】补肾固精，温肺定喘，润肠。适用于肾虚咳嗽、腰痛、阳痿、大便燥结等症。

◆方二　国医大师方和谦

【原料】黑豆80g，瘦肉120g，大枣6枚，龙眼肉15g。

【用法】大枣去核，乌豆洗净，龙眼肉、瘦肉及清水放炖盅内，炖2小时，至熟透汤成即可。

【功效主治】养阴壮肾，补气安神。适用于发白、腰痛。

◆方三　国医大师方和谦

【原料】枸杞子80，鸡蛋2枚，鲜汤适量。

【用法】选用新鲜鸡蛋打入碗中，搅散，加盐、味精，用冷鲜汤调散成蛋糊。枸杞子洗净，开水浸涨。将蛋糊之碗入笼，用旺火开水蒸约10分钟，撒上枸杞子再蒸5分钟即成。

【功效主治】补肝肾，益精血。用于消渴、腰痛膝痛等症。

◆方四　国医大师方和谦

【原料】当归20g，生姜30g，羊肉500g，黄酒、调料适量。

【用法】将羊肉洗净，切为碎块，加入当归、生姜、黄酒及调料，炖煮1～2小时，食肉喝汤。

【功效主治】温中补血，补肾御寒。适用于老年人肾虚腰痛伴有面色苍白、畏寒怕冷等症。

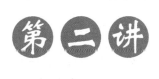

内科病·验方秘方

🌿（一）感 冒

本病以鼻塞、流涕、喷嚏、头痛、咳嗽、发热、怕冷为主要症状。中医学认为，本病是一种外感性疾病，病在肌表，属于表证；其发生原因是人们腠理不密，抵抗力弱；再遇气候骤起变化，寒暖失常，稍不加注意，就会为外邪所乘，发生感冒；西医认为此病主要是病毒，也可因细菌引起，炎症的主要部位在鼻和咽部。临床常用的一些偏方、验方主要如下。

◆方一　国医大师周仲瑛

【处方】空沙参12g，肥知母9g，川贝母9g，天花粉12g，醋青蒿6g，苦杏仁9g，酥鳖甲9g，沉香曲（布包）9g，真郁金9g，嫩白前6g，炒栀子6g，粉丹皮9g，酒黄芩6g，酒黄柏6g，天水散（布包）12g，生荸荠5枚，生梨皮1具。

【主治】适用于感冒症属夹食伤寒者。

◆方二　国医大师周仲瑛

【处方】北沙参12g，焦冬术9g，炒枳壳9g，西秦艽9g，真郁金9g，制乳香9g，制没药9g，苦杏仁9g，苦桔梗9g，肥知母9g，川贝母9g，蔓荆子9g，盐砂仁9g，川牛膝9g，大腹皮6g，生苇茎5寸，生甘草6g。

【功效主治】适用于感冒症属内伤外感兼而有之者。

◆方三 国医大师周仲瑛

【处方】空沙参12g，火麻仁12g，首乌藤30g，赤茯苓9g，赤芍9g，甘菊花6g，牛膝9g，谷精珠12g，桑寄生12g，大生地黄12g，酒黄芩6g，炒栀子9g，盐砂仁6g，粉牡丹皮6g，肥知母6g，川贝母6g，浮小麦9g，生藕节5枚。

【主治】适用于感冒症属肝胃有热者。

◆方四 国医大师周仲瑛

【处方】桑枝9g，桑叶9g，六神曲（布包）12g，香青蒿6g，炒栀子9g，酥鳖甲9g，醋防风9g，大腹皮12g，粉牡丹皮6g，焦鸡内金9g，炒稻芽12g，云茯苓12g，生甘草6g，生苇茎5寸。

【主治】适用于感冒症属内外滞感风邪者。

◆方五 国医大师周仲瑛

【处方】空沙参12g，炒栀子9g，粉牡丹皮9g，醋青蒿9g，酥鳖甲12g，鲜藿香9g，盐砂仁6g，忍冬藤12g，霍石斛12g，赤茯苓9g，赤芍9g，桑寄生12g，当归须12g，制乳香9g，制没药9g，天花粉12g，益元散（冲）12g，鲜荷叶1角，带梗5寸。

【主治】适用于感冒症属感冒夹滞者。

（二）哮 喘

哮喘引发皆因虚与邪所致。中医学认为"喘无善症"，久喘必耗肺气，外邪易袭，使肺失清肃，痰恋于肺，阻塞气道，痰气上逆发为哮喘。哮喘不独在肺，亦常与脾肾相关。"虚喘者无邪，元气虚也"（《景岳全书》），其病在脾肾。"脾为生痰之源，肺为贮痰之器"，痰湿内盛，实喘在肺。哮喘久病多为虚损，虚实夹杂。脾胃居中焦，"饮食入胃，而精气称输脾归肺，上行春夏之令，以滋养周身，乃清气为天者也"（《脾胃论》）。脾之升清，上输心肺，可生血化气，培元益肺。脾主健运能化饮绝生痰之源。

◆方一 国医大师朱良春

【处方】朱砂、炒北沙参、生白术、鹅管石、茯苓各15g，熟附子、酒熟地黄、当归身、陈皮、麦冬、炙款冬花、炙紫菀、杏仁、怀牛膝各10g，肉桂（后下）、沉香（后下）、五味子、葶苈子各5g，生姜3片，大枣3枚。

【方解】方中熟附子、酒熟地黄合用归肝、肾经，回阳救逆，大补真阴为君药。白术、茯苓甘温，归脾、胃经，益气补中，燥湿健脾；北沙参、麦冬、五味子归肺、胃经，养胃润肺，降逆和中；朱砂归心、肾经，镇心安神，降气逐痰。以上共为臣药。紫菀、款冬花、杏仁、葶苈子、鹅管石、陈皮归肺经，理气化痰，止咳平喘；当归合用归肝、肾经，活血化瘀，引药下行，共为佐药。生姜、大枣合用归肺、胃经，温中健脾，调和诸药，为使。诸药合用，共奏温肾暖脾补肺、化痰逐瘀平喘之功。

【功效主治】固肾健脾，化痰温肺。适用于肾肺脾俱虚生痰所致哮喘。

◆方二 国医大师周仲瑛

【处方】太子参12g，麦冬10g，北沙参10g，炙射干10g，半夏10g，炙僵蚕10g，露蜂房10g，炒紫苏子10g，炙款冬花10g，苍耳草15g，党参10g，焦白术10g，茯苓10g，炙甘草3g，蝉蜕5g，杏仁10g。

【功效主治】化痰清肺，补气养阴。适用于肺阴虚、痰阴肺的哮喘。

◆方三 国医大师朱良春

【处方】红人参20g，紫河车20g，川贝母20g，麦冬20g，北沙参20g，钟乳石20g，炙款冬花20g，蛤蚧1对，化橘红10g，五味子15g。

【功效主治】养肺止咳、平喘。适用于肺病所致哮喘。

◆方四 国医大师朱良春

【处方】炙皂荚3～6g，法半夏6～10g，制南星6～10g，浙贝母6～10g，橘络6～12g，生姜3～6g。

【功效主治】化痰止喘。适用于痰气盛所致咳喘。

◆方五 国医大师朱良春

【处方】鱼腥草30g，麻黄10g，葶苈子10g，杏仁g，前胡10g，胆南星6g，黄芩10g，枳壳10g，甘草6g。

【功效主治】清热宣肺。适用于肺热喘咳。

◆方六 国医大师朱良春

【处方】麻黄9g，细辛3g，干姜4.5g，甘草4.5g，五味子4.5g，半夏9g。

【功效主治】温肺平喘。适用于冷哮。

◆方七 国医大师李辅仁

【处方】紫苏子、葶苈子、莱菔子、杏仁各10g，白芥子5g。

【加减】兼咳嗽者加前胡、白前、紫菀、款冬花；食欲减退者加石菖蒲、藿香、佩兰；胸闷加厚朴、陈皮；便秘加全瓜蒌、火麻仁。

【功效主治】豁痰下气平喘。适用于非表邪所致之咳喘。

【按】临床上，本病急性发作期以标实为主，多见痰浊犯肺证、痰热郁肺证和寒饮蕴肺证。其中痰浊阻肺证最为多见，属本病基本证型，故燥湿化痰为本病常用治法。若痰浊内蕴，复感外邪，痰郁化热，可转为痰热壅肺证，治当清热化痰。或痰浊伤及肺脾，气不布津，痰从寒化，停而为饮，而成为寒饮蕴肺证，治疗又当温肺化痰。本病慢性迁延期常见标本虚实夹杂证候，治疗必须予以兼顾。如痰热郁肺常易耗伤肺阴，而出现阴虚痰热证，治当滋阴润肺，清化痰热并举；痰浊壅肺每致肺脾气耗，而呈气虚痰浊证，治宜补益肺脾、燥湿化痰并重；寒饮伏肺易伤阳气，而显阳虚痰饮之证，治需补气助阳、温化寒痰并施。总之，本虚之体，复受外邪，表里同病者，虽当疏散外邪，顾护正气，表里同治，但切忌宣散太过，以免耗气伤阴，反生他变。倘若病程延久，肺气耗散上逆者，还当酌情使用敛肺之品。若伴见咳嗽痰多者，又需慎用收涩，以免"闭门留寇"，本病缓解期，以本虚为主，并多见肺脾气虚证和肺肾气虚证，治疗总以扶正为主，虽然应当从肺脾肾三脏入手，介尤当强调健脾补肾，以杜其和痰之源，培其先天之本。

老年人罹患本病，几皆迁延难愈，而且急性发作或病情加重都与反复感受外邪有关。老年人内脏虚损，易感易传。感则肺气郁滞，津液失布，进而使痰湿益重，正气益耗，传则病及脾肾，损及根本。据统计，本病患者感冒后约有80%引起急性发作，故对老年人的感冒不可忽视，否则不仅可促使本病急性发作，而且反复发作常引起肺炎、喉炎、鼻窦炎、支气管扩张等病，甚至加重原有的老年病，出现呼吸衰竭而危及生命。根据老年人感冒重症较多，易并发他症、病死率高的特点，治疗应以扶正达邪为原则，切不可单纯祛邪，过于辛散，以免强发其汗而重伤正气。一般在疏散祛邪的同时，均据证分别选用益气、温阳、滋阴、养血之品。方如参苏饮、再造散、加减葳蕤汤、当归补血汤等。

本病病程延久，患者由咳而喘，表现为持续性气喘痰咳，形成以喘息为主的喘咳症时，肺气肿即已合并发生。若出现痰浊蒙心证或水气凌心证，又多合并发生心脏病。

❦ （三）慢性咽炎

慢性咽炎中医称为"喉痹"，分为三型：①阴虚肺炽型，治法以滋阴清热、清利咽窍，用养阴咽汤或养阴清肺汤。②肺脾气虚型，治法以补中益气固表，用补中益气汤合玉屏风散。③痰热蕴结型，治法以养阴清热、化痰活血，舒利咽窍，用清痰润咽汤或养阴清肺汤合消瘰丸。

◆国医大师干祖望

【处方】太子参10g，茯苓10g，白术10g，白扁豆10g，山药10g，马勃3g，桔梗10g，玄参10g，金银花10g，甘草3g。

【功效主治】健脾渗湿。适用于脾虚湿蕴、湿郁化热、上扰清道所致的慢性咽炎。

❦ （四）冠心病

冠心病，是冠状动脉粥样硬化性心脏病的简称，是40岁以上的中年人的一种常见病、多发病。由于冠状动脉硬化的速度不一，受侵血管的范围不一，狭窄的程度不同，各人的代偿能力不同。所以，冠心病患者的表现也千变万化。有些中年人虽然也存在着冠状动脉硬化，但动脉狭窄的程度较轻，或有较好的侧支循环代偿。所以，他们平时并没有什么不舒服的感觉，即使进行心电图检查，也只有一部分能发现有异常，而另外一部分人要通过一定的运动试验方法才能表现出来。这类患者称为"隐性冠心病"；随着冠状动脉狭窄的加重，使心肌血液供需矛盾激化，发生暂时性的心肌缺血缺氧，此时患者可感到胸前区闷痛，或重压紧缩感，医学上将其称为"心绞痛"；当冠状动脉狭窄进一步加重，管腔完全闭塞，而由这支冠状动脉供应的一片心肌，由于血液供应中断而发生心肌坏死，这称为"心肌梗死"；当心脏长期供血不足，可能使心肌发生萎缩退化，引起心律失常，心脏扩大及心力衰竭；少数患者可因为缺血心肌的"心电"不稳定，产生严重心律失常而突然死亡，医学上称为"猝死"。

◆方一　国医大师邓铁涛

【处方】党参18g，五爪龙50g，法半夏10g，橘红6g，竹茹10g，枳实6g，白术15g，茯苓15g，山楂15g，甘草5g。

【用法】水煎服，每日1剂，日服2次。

◆方二　国医大师岳美中

【处方】当归尾15g，川芎9g，牡丹皮9g，苏木9g，红花9g，延胡索9g，桂枝9g，桃仁9g，赤芍9g，番降香3g，通草3g，炒麦芽6g，穿山甲9g。

【用法】水煎，入童便及酒、韭汁饮之。以上为1日量。也可制成冲剂或流浸膏，分3次服。

【功效主治】活血化瘀，通畅行气。主治瘀血作梗的心绞痛。

◆方三　国医大师陈可冀

【处方】①黄芪、党参、黄精制成注射液。②赤芍、丹参、郁金制成注射液。

【功效主治】益气活血。主治心肌梗死。

◆方四　国医大师邓铁涛

【处方】党参（或太子参）18g，竹茹10g，法半夏10g，茯苓15g，化橘红10g，枳壳6g，甘草5g，丹参18g。

【加减】气阴两虚者合生脉散；血瘀胸痛甚者加三七粉、豨莶草或失笑散；

气虚甚者合用四君子汤或重用黄芪；血压高加决明子、赭石、钩藤、牛膝；血脂高加山楂、草决明、何首乌。

【功效主治】益气祛痰以通心阳。主治冠心病。

◆方五　国医大师周仲瑛

【处方】制何首乌12g，制黄精12g，片姜黄10g，炙水蛭3g，炙僵蚕10g，海藻10g，鬼箭羽10g，桑寄生10g，枸杞子10g，菊花10g，天麻10g，白蒺藜10g，葛根10g。

【主治】适用于肝肾下亏，痰瘀上蒙，内风暗动所致心脏动脉硬化症。

◆方六　国医大师周仲瑛

【处方】黄连4g，知母10g，法半夏10g，陈皮6g，枳壳10g，竹茹6g，莲子心3g，炙僵蚕10g，陈胆星10g，煅龙齿（先煎）30g，煅龙骨（先煎）30g，熟酸枣仁25g，合欢皮10g，枸杞子10g。

【主治】适用于肝肾不足，痰瘀上盛，痰火扰心所致心脏动脉硬化症。

◆方七　江苏名医周仲瑛

【处方】柏子仁30g，酸枣仁30g，菟丝子30g，川贝母30g，鸡内金30g，丹参60g，海螵蛸60g，天冬60g，茯神60g，何首乌60g，牡蛎60g，山药60g，远志15g，甘草15g。

【用法】共研成细末，炼蜜为丸如豆大，每服6g，每日3次，饭后1小时，白开水送服。

【功效主治】调和肝肾，补养心气。适用于肝脾失调，导致营血不足、心气不舒所致的冠心病。

◆方八　国医大师路志正

【处方】淡附子（先煎）6g，淫羊藿15g，肉苁蓉10g，熟地黄（先煎）12g，紫丹参15g，太子参12g，白术12g，茯苓20g，白芍12g，麦冬10g，五味子4g，生牡蛎（先煎）20g。

【用法】每日1剂，水煎服。一二煎煮药汁混合，频频温服，晚临睡前加服1次，发作时即刻温服。

【注意事项】忌食辛辣、肥腻、不易消化之食物。

【方解】附子味辛性，大热，走命门，以纯阳之味补先天命门真气，并配以淫羊藿、肉苁蓉温补肾阳。使肾阳能上济心阳，共同温煦心阴，使心的阴阳协调平衡，则心阳得展，寒邪得散，瘀血得化。由于阴阳互限，阳虚日久，必损其阴。故路老在方中又用生脉饮（太子参、麦冬、五味子）加白芍、熟地黄滋阴养血，并可制附子之燥，使补而不伤正。

心肾之阳衰微，脾阳必虚，健运失司，气化不利，水湿不布，水湿内停，可聚湿为痰。故路老在方中又用太子参、白术、茯苓以益气健脾祛湿，以治痰阻脉络。痰瘀互结，故用丹参、牡蛎以活血散结、宁心安神。诸药合用，使肾阳旺而心阳复，阴血充则心脉盈，脾气健而湿邪除。阳气温和，阴血充盈，湿去络通，瘀去血行，诸症自平。

◆方九　国医大师路志正

【处方】制附子（先煎）10g，茯苓20g，生白术15g，白芍12g，干姜10g，炒葶苈（包）15g，杏仁10g，人参15g，桂枝条10g，五味子3g，炙甘草10g，大枣5枚。

【用法】水煎，每日1剂，水煎分2次温服。

【方解】方中附子大辛大热，归肾经，温壮肾阳、化气行水为主；水制在脾，故又配伍茯苓、白术健脾益气、利水渗湿为辅；配以白芍疏肝止痛养阴利水，《本草经》记载其有"止痛、利小便"作用，且又能缓解附子之辛燥，配以辛温之生姜，既可协助附子温阳化气，又能助茯苓、白术温中健脾，共为佐使药。诸药合用，共成温肾健脾疏肝、化气渗湿利水之剂。方中用人参甘温入脾，补中益气，强壮脾胃为主；由虚致寒，寒者热之。干姜辛热，温中而扶阳气，故以为辅；脾虚则生湿，以甘苦温之白术为佐，燥湿健脾；三药一补一温一燥，配伍甚当；再用炙甘草为使，补中扶正，调和诸药。共成温中祛寒、补气健脾之剂。葶苈子，辛开苦降，气味俱厚，能宣肺降气，破滞开结，泻肺消痰，为除肺中水气喷满喘急之要药，且辛散苦泄，开肺利窍，能泄水气，除痰饮、利水道、消肿满；辅以杏仁止咳平喘，宣肿降浊。大枣味甘，性温，归脾经，一可补脾益气，生津养胃；二可缓和药性，下气平喘，辅以麦冬养阴生津，五味子敛肺止汗生津。三药合用，一清、二收敛，共成益气生津、回阳求脱、滋阴复脉之剂。心气得补心阳自振，心阴得养脉道自充，心气阴旺盛，脉道充盈，诸症自消。方中以桂枝既可温通经脉，透达营卫，畅利血脉，且又能温阳止痛，化气行水；辅以白芍敛阴和营，使桂枝辛散而不伤阴，二药同用，一散一收，调和营卫，燮理阴阳；生姜助桂枝以疏表散邪，大枣助白芍以和营达卫，共为佐药；炙甘草调和诸药为使。诸药配伍，共成燮理阴阳、调和营卫之功。

【功效主治】温肾利水，泻肺平喘，是治疗心力衰竭的有效方剂。

◆方十　国医大师路志正

【处方】桃仁10g，杏仁10g，薏苡仁30g，白蔻仁（后下）6g，藿香梗10g，荷叶梗10g，川厚朴10g，石菖蒲12g，法半夏10g，茯苓15g，枳壳10g，六一散（包煎）15g，炒苍术10g。

【用法】每日1剂，水煎服。

【方解】方中用杏仁辛，轻开上焦肺气，盖肺主一身之气，气化则湿亦化；白蔻仁芳香苦辛，行气化湿和胃安中；薏苡仁甘淡，渗利湿于下。三药合用，宣上畅中渗下，如此配伍，气机顺畅，三焦通利。藿香梗味辛，性微温，归脾、胃经，且辛散温通，芳香透达，能解郁行滞，开泄中焦，醒脾化湿，和胃畅中，常用于寒湿困脾诸症；荷叶梗，芳香，为脾之所喜，尤以醒脑化气，其气辛散而疏肝木，轻清上浮而宣肺气，尤以醒脾化气，利水渗湿见长；石菖蒲，味辛，性温，气薄清芬，不仅能开窍、通心神、辟秽清阳、利清阳，而且辛开芳化，温化寒湿，能燥脾湿，化湿浊，调壅滞，和中州，为化湿醒脾和胃之上品。三药合用，可醒用开胃，化湿和中，脾醒胃和，湿邪自去，中气自复。苍术辛香燥热，走而不宁，能燥三焦之湿与法半夏、厚朴、枳壳合用，可燥湿健脾，以去生湿化瘀之源。在方中配伍茯苓、六一散（滑石、甘草。因方中滑石与甘草的用量比例是6：1，研末散服，故名六一散）以淡渗利湿，给湿邪以出路，使湿邪由小便而解。方中滑石味甘、淡，性寒、质重而滑，淡能渗湿，重能下降，滑能利窍，可利水通淋，淡渗利湿，佐以甘草以缓和滑石之寒湿太过。促气化，泄膀胱，洁源利导以开泄州都，为补养渗湿之要药，又为补中益气之上品。之所以配用桃仁，是因湿邪内生，可聚湿为痰，日久痰瘀互结，痹阻心络，可发为心痹。故用桃仁，一是活血化瘀，宣痹通络，以治胸痹；二是能泄滞、体润滑利、能开结通滞、润肠通便，以泄水湿。如此配伍，可导邪外出，使湿邪随二便而出。

【功效主治】醒脾化湿，可治疗湿浊痹阻所致的冠心病。

◆方十一　国医大师颜德馨

【处方】黄芪，党参，丹参，川芎，赤芍，白芍，葛根，降香，石菖蒲。

【方解】黄芪味甘，性微温，归脾肺经，且其甘温，味轻气浮，能益脾补肺、振奋元阳、健中州、升清阳、补肺气、行血脉、布精微、养脏腑、统血液，为补元升阳之良品。党参味甘，性平，归脾、肺经，且味甘气平、不腻不燥，能补中州、和脾胃、升清阳、益肺气，为补脾肺虚之圣药。

丹参味苦、微寒，归心、肝经，且降而行血，善入血分，能通血脉、化瘀滞、消癥积、祛瘀生新，且行而不破，为活血化瘀之要药，故有"一味丹参饮，功同四物汤"之美誉。川芎味辛，性温，归肝、胆经，且辛散温通，味清气雄，能开郁结、行气血、疏肝郁、止胁痛，化瘀通脉，且归肝经，辛散温通，善行血中之气滞，通行十二经脉，能破瘀积、通血脉、散结气、消瘀肿、止疼痛。赤芍味苦，性微寒，归肝经，且善下气，入血分，能散恶血、破坚积、行血滞、通血脉、消痛肿，《本草求真》曰："赤芍与白芍主治略同，但白则有敛阴益营之力，赤则有散泻行血之意；白则能于土中泻本，赤则能于血中活滞。"三味相伍，活血与行气同用，逐瘀与养血并举。活中有补，散中有养，气顺活血，脉通络畅，诸症自消。

葛根味辛、甘，性平归肺、脾、胃经，且轻扬上浮能入脾胃经升清气，鼓舞胃气上行经生津液。

降香味辛，性温，归肝经，且气香清烈，善入血分，其性下驱，走表达里，善定五脏郁气，能理气滞、行瘀血、止血溢、消瘀结、散瘀肿，通经脉，为治气滞血瘀或郁热瘀阻所致痹心痛之良药。二者相伍，一升一降，相辅相成，清升浊降，气机顺通，脉和络畅，诸症自降。

在方中又配用了石菖蒲这味药物，其气薄清芬，芳香通利，一可开心窍，通心神、避秽恶、利清阳；二可辟秽涤痰而卫营城，宣心思之结而通神明；三可燥脾湿、化湿浊、调壅滞、和中州。

【功效主治】理气活血。适用于气虚夹瘀之冠心病。

◆方十二　国医大师邓铁涛

【处方】竹茹、法半夏、胆南星各10g，枳壳、化橘红各6g，茯苓、白术、丹参各15g，党参30g，薏苡仁20g，甘草5g。

【用法】每日1剂，水煎服。

【方解】方中党参甘温、益气补中，为主药；脾喜燥恶湿，脾虚不运，则每易生湿，辅以白术甘苦，温健脾燥湿，茯苓甘淡平，渗湿健脾，二药合党参以益气分脾；湿聚为痰，痰瘀互结，脉络瘀阻，配陈皮、半夏化瘀祛湿，通经活络为佐药；使以炙甘草缓和中。诸药合用，共奏益气补中、健脾养胃、化瘀除湿、通经活络之效。脾胃健、痰湿除、经络通，诸症自愈。

竹茹甘苦微寒，清热涤痰；胆南星味苦性凉，清热化痰；枳壳味辛苦寒，宽中行气，消痰降痞。此三味药物共为方中佐药。

在本方中在用多味化痰药的同时，只配用了一味丹参，其降而行血，善入血分，能通血脉，化瘀滞、消癥积，祛瘀生新，行而破，活中有养，故有"一味丹参饮，功同四物汤"之说。如此与祛痰药配伍，虽各有所偏，却相辅相成。

【功效主治】补气健脾，化痰祛湿。适用于脾胃虚弱、痰湿阻滞所致冠心病。

◆方十三　国医大师郭子光

【处方】黄芪50g，丹参30g，川芎20g，葛根20g，薤白20g，制何首乌20g，法半夏15g，郁金15g，降香15g，延胡索20g，全瓜蒌15g，茵陈20g。

【用法】每日1剂，水煎服。

【方解】黄芪味甘，性温，归脾、肺经，能益脾补肺、振奋元阳、健中州、升清阳、补肺气、行血脉、布精微、养脏腑、统血液，为补气升阳，率血支血之良品；何首乌味苦、甘、涩，性温，归肝、肾经，且苦甘而涩，温而不燥，化阴生血，固涩精气，善补肝肾，为补血益精之良药。

丹参味苦，性微寒，归心、肝经，且降而行血，善入血分，能通血脉，化瘀滞，消癥积。可祛瘀生新，行而不破，故有"一味丹参饮，功同四物汤"之说，在方中起活血祛瘀、通络止痛作用。川芎味辛，性温，归肝经，且辛散温通，味清气雄，归经入血，性最疏通，善行血中之气滞，能十二经脉，能破瘀积、通血脉调经水、散结气、消瘀肿、止疼痛。

在方中以配伍了延胡索、降香、郁金这三味药物。延胡索味辛、苦，性温，归心、肝、胃经，且温而各畅，辛润走散，既可行血中之气滞，亦可通气中之血瘀，其性和缓，不甚猛峻，为止痛之要药。郁金味辛、苦，性凉，归心、肺、肝、脾经，且辛开苦降，清扬善窜，上达高巅，下行下焦，能行滞气，散肝郁、降逆气、泻壅滞，为行气解郁之要药。降香味辛，性温，归肝经，且气香清烈，善入血分，其性下驱，走表达里，善宣五脏郁气，利三焦郁热，能理气滞、行瘀血、止血溢、消郁结、散瘀肿、通经脉。

全瓜蒌味甘、苦，性寒，归肺、胃、大肠经，且甘苦而寒，体滑而润，苦寒泻破。一可清热宣肺，润燥通便、降浊祛痰，利膈宽胸，为治痰要药；二可开胸除痹，利气导痰、清热解毒、散结消肿、能宣通胸阳。

薤白味辛苦，性温，归心肺、胃、大肠经，且辛温通畅，体性滑利，能通阳气、宽胸膈、破寒凝，止气痛。且又可上行下达，能宣壅滞、化痰浊。半夏味辛，性温，归脾、胃、肺经，本品辛散温通燥湿行气，能祛痰散结，宽胸消痞。

【功效主治】补气化瘀，行气化痰。适用于气虚血瘀、痰瘀、化瘀所致冠心病。

◆方十四　国医大师李辅仁

【处方】党参20g，丹参20g，麦冬15g，五味子10g，龙眼肉10g，郁金10g，炒远志10g，石菖蒲10g，柏子仁10g，瓜蒌15g，薤白15g，葛根15g。

【功效主治】养心安神，化瘀通痹。适用于心脾和两虚所致冠心病。

上海名医张镜人指出了冠心病用药如下。

1.心阳虚

一般用温胆汤加党参（竹茹10g，枳壳5g，化橘红5g，法半夏10g，茯苓15g，党参15g，甘草5g）。此方对于期前收缩而舌苔白厚、脉结者，有较好的效果。若心阳虚而兼瘀者，用四君子汤加失笑散2～5g顿服。若阳虚而心动过缓者，用补中益气汤或黄芪桂枝五物汤加减。若阳虚，四肢厥冷，脉微细或脉微欲绝者，选用独参汤、参附汤或四逆加人参汤（参用吉林参、高丽参与西洋参），选加除痰和祛瘀药。

2.心阴虚

一般用生脉散（太子参18g，麦冬9g，五味子9g）为主方。心动过速者，加玉竹、柏子仁、丹参；期前收缩脉促者，加珍珠层粉2g冲服；心阴虚兼痰者，加瓜蒌、薤白；兼瘀者，酌加桃仁、红花或三七粉2g冲服。

3.阴阳两虚

用温胆汤合生脉散或四君子汤合生脉散，或用炙甘草汤（炙甘草10g，党参15g，生地黄15g，阿胶6g，桂枝10g，麦冬9g，火麻仁10g，大枣4枚、生姜片3片）加减。凡舌苔厚浊或腻者，不宜用炙甘草汤。

4.兼痰兼瘀

痰证为主的可于温胆汤中酌加胆南星、远志或瓜蒌、薤白之类，并按心阳虚、心阴虚加减用药，阴虚者可去法半夏，加天花粉。瘀证为主，可用蒲黄、五灵脂、川芎、丹参、三七之属为主，并加入补益心阴心阳之药。

5.血压或血脂高

兼血压高者，于方中选加决明子、山楂、何首乌、布渣叶之属；若舌苔厚浊者宜加用一些除痰湿之药。但无论血压高或血脂高，治疗之关键仍在于辨证论治。

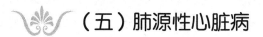

（五）肺源性心脏病

本病是指由肺组织或肺动脉及其分支的原发性病变。引起肺循环阻力增加，因而产生肺动脉高压，致使右心室扩大和衰竭的一组疾病。

◆方一　国医大师周仲瑛

【处方】竹沥半夏10g，陈胆南星6g，天竺黄10g，炙远志5g，茯苓10g，陈皮6g，石菖蒲10g，炙甘草3g，旋覆花（包）5g，广郁金10g，丹参10g，桃仁10g，泽兰10g。

【加减】气阴耗伤加太子参、麦冬各10g；肝风内动加炙僵蚕10g，广地龙10g，炙全蝎3g，石决明30g，另服羚羊角粉0.3～0.6g，每日2次；痰热蕴肺者，另予竹沥水20～30ml，每日2～3次；喉中痰涎壅盛，加猴枣散0.6g，每日2或3次；窍闭神昏，痰热内闭者，可予至宝丹或安宫牛黄丸（或醒脑静注射液）凉开，每服1粒，每日1次或2次；痰浊内闭者，用苏合香丸温开，每服1粒，每日1次或2次。

【功效主治】活血祛瘀，开窍。适用于浊邪痰瘀蒙蔽神机所致的肺源性心脏病。

◆方二　国医大师周仲瑛

【处方】炙麻黄6g，桂枝6g，法半夏10g，细辛3g，紫苏子10g，厚朴5g，杏仁10g，陈皮5g，白前10g，生姜3片，酌配太子参10g，炒白术10g，炙甘草3g，五味子3g，当归10g，炒白芍10g。

【功效主治】补气，祛邪气，调虚实。适用于虚体受感邪实、正虚错杂所致的慢性肺源性心脏病。

◆方三 国医大师周仲瑛

【处方】法半夏10g，杏仁10g，陈皮6g，炙甘草3g，炒紫苏子10g，葶苈子10g，旋覆花（包）5g，降香3g，当归10g，丹参10g，桃仁10g，红花6g。

【加减】肝气不疏、肝血瘀阻、右胁肋痛者加虎杖、平地木各15g，莪术10g；气虚血瘀者加黄芪15g，党参（或人参）12g；出血者去桃仁、红花，加仙鹤草10g，茜草根10g，煅花蕊石10g，三七粉（分吞）3g；如瘀热伤络，可配水牛角片10g，赤芍10g，牡丹皮10g，紫珠草15g。

【功效主治】化痰祛瘀，降逆气。适用于肺病及痰瘀阻碍肺气所致的慢性肺源性心脏病。

【按】外邪反复乘袭是促进本病病情发展的重要因素。虽然老年人气衰，抗邪不力，感邪后邪正交争之象常不显著，辨证但从咯痰的色、质、量等变化，并结合全身一般情况，仍然可以做出综合判断。如近期内咳喘突然加剧，痰变黄变浓，舌质转红，身体虽无发热、恶寒等表症，亦要考虑已感外邪。

本病发作期多见痰饮蕴肺证，痰热壅肺证和心血瘀阻证，皆以邪实为主，但有寒、热、痰、瘀、水不同。缓解期多见肺肾气虚证和阳虚水泛证，都以正虚为主，亦有气虚、阳虚、阴虚之区别。上述各证之间的变化错综复杂，常常转化兼挟，临床常见的如痰浊证可转化可兼夹痰热证、窍闭证，同时也可以由实致虚而转化或兼见气虚证、阳虚证；痰热证又可转化或兼职见阴虚证；气虚证则多兼见痰浊、痰热证；窍闭证皆在正气耗损的基础上发生。病情复杂的如气阴两虚与痰瘀痹阻相兼；阳虚气弱与血瘀水停同在；阴阳两虚与痰瘀水湿相结合等。如此种种临证必须细察明辨，以便掌握其标本虚实的主次缓急，灵活化裁为治。

痰瘀、水饮，尤其是痰瘀乃本病之主要病理因素。一般而言，病之早期多痰瘀并见，并以痰为主；中期痰瘀并重，渐至水停；晚期痰浊、血瘀、水饮交错为患，尤以水瘀为著，治疗方面，即便在疾病的缓解期，虽以正虚为主，但不能忽视痰浊的存在，在补肺健脾益肾的同时，必须配合使用化痰之品。至于本病过程中产生的瘀血，因总属由虚在，而致实，故一般不单独使用活血化瘀药，而应与补气、温阳、养阴药同伍。

本病可出现多种证候，如脾肾阳虚，水饮泛滥而水肿、心悸、气短；痰浊上蒙心窍而意识朦胧、嗜睡、谵语；肝木失养，肝风内动而抽搐、震颤；脾不统血，肝不藏血而皮肤紫癜斑或呕血、黑便，甚至气阴衰败，阳气欲脱而大行汗漓、四肢厥冷、脉微欲绝。

肺性脑病与右心衰竭是本病后期最常见的并发病，若不及时控制则预后不良。并发右心衰竭者，可参照充血性心力衰竭辨治。肺性脑病则有轻、中、重型之分，轻型仅见神志恍惚、淡漠、嗜睡、精神异常或兴奋多语，而无神经系统异常体征；中型可见半昏迷、谵妄、躁动、肌肉轻度抽动，对各种刺激的反应及瞳孔对光反应迟钝；重型则见昏迷、癫痫样抽搐、瞳孔扩大或缩小、对各种刺激无反应、反射消失或出现病理体征，并可合并上消化道出血、播散性血管内凝血（DIC）或休克。肺性脑病多属于中医邪闭心包、神机失用之闭证范畴。若昏迷过深，正不胜邪教，则可由闭转脱而"内闭外脱"或"正虚欲脱"。其闭证可参照痰浊蒙心证辨治，区别痰浊、痰热、肝风后分别立即给服苏合香丸、安宫牛黄丸或素纱雪丹，同时酌情使用六神丸（每次10粒，口服，每日4～6次）、蟾力苏针（每次2～6ml，稀释后静脉滴注），或0.5%石菖蒲挥发油溶液（每次20～40ml，静脉推注或滴注，7天为1个疗程）；内闭外脱者要开闭固脱并举，在辨治闭证的基础上，加服参附汤或生脉散；正气欲脱者又当救阴回阳，急固其脱，选用参附龙牡汤。

（六）风湿性心脏病

> 本病病因为急性风湿热，常发生于链球菌感染后2～3周，主要侵犯心脏及关节，心脏受侵率约为41%。

◆方一 国医大师朱良春

【处方】连翘20g，金银花25g，防己25g，木瓜25g，知母25g，粳米25g，生石膏100g，甘草10g。水煎服。

【加减】湿重加苍术25g，薏苡仁40g，厚朴10g；热重加栀子15g，黄柏15g，黄连5g；心前区闷痛加全瓜蒌25g，远志15g，柏子仁25g。

【功效主治】清热解毒，祛风胜湿。主治风湿性心脏病。

【临床疗效】治疗风湿性心脏病12例，均愈。治疗时必须坚持服药6～8周。

本方所治疗乃属风湿病邪侵心脏引起急性反应非瓣膜受损限阶段。方中取辛凉清热的金银花、连翘，祛风湿的防己，舒筋通络的木瓜和专清热气分大热的石膏等，合而有效。

◆方二　国医大师朱良春

【处方】连翘20g，金银花25g，防己25g，木瓜25g，知母25g，粳米25g，生石膏10g，甘草10g。

【加减】湿重者加苍术25g，薏苡仁40g，厚朴10g；热重者加栀子、黄柏各15g，黄连5g；心前区闷痛者加全瓜蒌、薤白各25g，桃仁、丹参各15g；心悸者加茯神、酸枣仁、远志各15g，柏子仁25g。

【主治】适用于风湿性心脏病早期。

◆方三　国医大师朱良春

【处方】生黄芪15g，党参15g，炒白术15g，茯苓15g，当归尾9g，丹参9g，红花9g，水蛭粉（分吞）1.2g，虻虫1.5g，炙甘草10g。

【主治】适用于风湿性心脏病证属心气不足心脉瘀阳者。

◆方四　国医大师朱良春

【处方】太子参30g，麦冬15g，丹参15g，合欢皮15g，生黄芪15g，茯苓15g，炙甘草20g，玉竹20g。

【主治】适用于风湿性心脏病证属气阴亏损逆乱者。

◆方五　国医大师周仲瑛

【处方】生黄芪15g，党参15g，炒白术15g，茯苓15g，当归尾9g，丹参9g，桃仁9g，红花9g，水蛭粉（胶囊装，分吞）1.5g，虻虫1.5g，炙甘草10g。

【主治】适用于风湿性心脏病证属心气不足心脉瘀阳所致者。

◆方六　国医大师吕景山

【处方】阿胶另包、炖化，兑入煎剂中送服6～10g，仙鹤草10～15g。

【方解】阿胶养心神，仙鹤草强心，调整心律，二药伍用，补心强心，调整心律的作用增强。

（七）心律失常

本病是指心律起搏部位、心搏频率与节律以及冲动传导方向的任何一项异常，心律失常自己可以发现，方法很简单，用手指摸腕部脉搏，可发现跳的次数是否过快过慢，跳的间隔是否相等，是否规律，这样就可初步发现心律失常。

◆方一　国医大师任继学

【处方】黄连10g，枳实10g，半夏15g，陈皮15g，茯苓15g，竹茹10g，甘草10g。

【用法】每日1剂，水煎服。

【方解】方中配以黄连，本品苦寒，归心、肝、胆、胃、大肠经，苦以降阳，寒以胜热。气味俱厚，清上泻下，直折火势。能泻心火，清胆热、凉胃腑。本品不仅是清心泻火之上品，而且是定悸安神之良药。

方中二陈汤（陈皮、半夏、茯苓、甘草）祛湿化痰，和胃降逆；枳实、竹茹宽中行气，利气豁痰。尤其是枳实、竹茹，用之尤妙。枳实味苦、辛，性微寒，归脾、胃经，且气香味厚，辛散苦泄，走而不守，性烈而速，消积滞以通痞塞；竹茹味甘，性微，归肺、胃、胆经，且苦寒性滑、润而降泄，清胃热泻胆而不伤中，开郁降气而不伐脾，祛实邪而不伤正，清邪热不化燥。

【功效主治】疏肝利胆，适用于肝胆不利所致心律失常。

【按】任老审证求因，治病求本，心脏有病，调治肝胆。治宜上病下取，参温胆汤意，以疏利肝胆，清降胆热，化痰湿。也即任老所谓："心胆气通，此乃与肝胆而引起之心悸也，宜上病治下，经疏肝利胆这法。"

◆方二　国医大师张琪

【处方】生晒参15g，黄芪50g，白芍35g，当归25g，牡丹皮35g，石菖蒲25g，五味子15，板蓝根25g，土茯苓50g，鱼腥草50g，蒲公英50g，紫花地丁

25g，远志20g，生龙骨35g，生牡蛎35g，甘草10g。

【用法】水煎服，每日1剂，早晚温服。

【方解】乃属生晒参、黄芪、白芍、当归、五味子、甘草以甘温化气，酸甘化阴。如此相伍，既可益气健脾，使气血生化有源；又可益气养阴，以固正气之本。气阴得补，阴阳互生，正气自复。用板蓝根、土茯苓、鱼腥草、蒲公英、紫花地丁等以清热解毒，邪教毒去则正气自复。

在方中配以龙骨、牡蛎寓意尤深。《本草述》曰"龙骨可以疗阴阳乖膏之病。职如阴不能守其阳……如阳不能固其阴。"而牡蛎咸、寒，归心、肝经，能祛烦热，保理敛精气。《本经逢原》也称其"其性阳中之奶，去走足阙阴经，兼入手少阴……益肾镇心，为收敛精气要药"。同时，二药与石菖蒲、远志合用，乃《千金方》孔圣枕中丹，为滋阴潜阳、宁心安神良方。如此相伍，则祛邪而不伤正，去者自去，来者自来。

【功效主治】益气养阴，清热解毒。适用于气阴两虚、余邪不合所致的心律失常。

◆ 方三　国医大师郭子光

【处方】红参15g，五味子15g，麦冬20g，黄芪40g，制何首乌20g，当归15g，丹参20g，炒酸枣仁15g，苦参15g。

【用法】每日1剂，水煎服。

【方解】在方中配用生脉散（红参、麦冬、五味子）使气阴双补，强心复脉，安神定悸。尤其是红参一味，用意尤深，其气味俱轻，味甘醇正，温而不燥，苦而强阴，补后天、益五脏、固真元，能大补元气，拯危救脱，且味甘能守，温则助阳，能益气、助运化、输精微、化阴液，为扶阳益阴之良品。

方中黄芪味甘，性温，归脾、肺经，能益脾补肺，振奋元阳，健中州，升肺气、行血脉、布精微、统血液，为补气生阳之上品，健脾强胃之良药；其归心、肝、脾经，气轻味浓，能走能守，入心肝能生阴化阳，养血活血，走脾经能行滞气散精微，化生补血。

苦参，苦寒，归心、肝经，属纯阳纯降之品，不仅可清心热、利小肠，而且能安神志。

用何首乌、丹参这两味药物经活血养血，化瘀通脉。方中何首乌补血生精，丹参活血化瘀，且又有安神定悸作用，故《滇南本草》曰："神心定志，安神宁心，治健忘怔忡惊悸。"尤其是何首乌一味，用之尤为贴切。

【功效主治】 益气养血，清心安神、活血。适用于虚热上扰心神所致心律失常。

本病的治疗关键，在于调整心律。在进行调律时需注意以下几点。

1. 审其脏腑虚实

虚者扶正，补气血阴阳。要注意阴阳互根、气血相生和虚实的兼夹而用药；调补脏器，当以心、脾、肾为主，病情单纯的，治心即可，病情复杂的，需要兼顾，诸如两调心脾、双补心肾，乃至三脏同治等。实者祛邪，以活血为主，常兼调肝理气、化痰、散寒、清热，化饮亦同时用之。但本病部属虚多实少之候，故其治疗应以扶正为主，活血调肝宜用柔养、疏利、潜镇之法，切不可克伐太过。

2. 分别心律失常的不同类型

一般而论，缓慢型心律失常，如病态窦房结综合征、房室传导阻滞，较多阳气不足之证，常夹寒邪教；而快速型心律失常，如各种期前收缩、心动过速，则较多气阴虚，阴血虚或气血不足之候，常兼热邪。临床上二者往往无绝对界限，施治注意以临床证候为凭。此外，病态窦房结综合征、房室传导阻滞患者经药物治疗无效者，可考虑安装人工心脏起搏器。

3. 辨证与辨病结合

不少中药如苦参、常山、山豆根、甘草、灵芝、石菖蒲、万年青、福寿草、附子等具有一定的抗心律失常作用，可在辨证的基础上适当配用。

4. 佐以安神之品

心律失常由心气不匀所致，但心神与心所相互影响，安心神亦可匀心气，故其治疗在辨证与辨病结合的基础上，都应注意佐以酸枣仁、朱砂、茯神、龙骨、牡蛎等安神之品。

5. 照顾原发疾病

年老患者罹患本病多有一种以上的原发疾病，故治疗宜结合冠心病、高血压病、肺源性心脏病等原发病的特点进行。

本病预后颇不一致，轻者不影响正常生活，重者可猝然死亡。临床应根据病史、症状及心电图等检查结果进行综合分析。一般而论，老年人病态窦房结综合征表现为快慢综合征、晕厥发作、频发多源室早或Ront、阵发室上速、快速心房颤动、莫氏Ⅱ度、高度及Ⅲ度房室传导阻滞，处理时都应慎重。

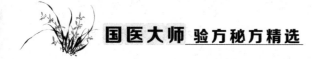

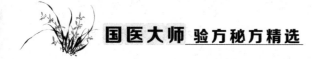（八）心力衰竭

冠状动脉粥样硬化，使冠状动脉狭窄，心肌供血不足。长期心肌缺氧、供血不足，则心肌发生广泛纤维化，心腔扩大，心力衰竭。急性心肌梗死时，若左心室心肌坏死面积大于总面积的20%～25%，心肌坏死，心肌收缩细胞减少，则导致心力衰竭。心肌梗死形成室壁瘤时，心肌收缩不协调，也将导致心力衰竭。冠心病可通过多种途径引起心力衰竭（简称心衰）。冠心病心衰，以40岁以上男性较多，主要症状为心慌、气短、乏力、夜间睡眠中突然憋醒，呼吸急促，坐起来气短减轻，称为阵发性夜间呼吸困难。严重时剧烈呼吸困难，面部青紫，有大量粉红色泡沫样痰咳出或从口腔或鼻腔流出，形成急性肺水肿。若不紧急抢救，可迅速导致死亡。

◆方一　国医大师颜德馨

【处方】炙麻黄9g，熟附子6g，细辛4.5g，茯苓15g，桂枝4.5g，白术30g，生半夏（先煎）9g，生蒲黄（包煎）9g，化橘红6g，益母草30g，车前草12g，泽泻15g。

【用法】每日1剂，水煎服。

【方解】颜老在方中首先配用了附子、细辛、桂枝、麻黄这四味药物。附子味辛、甘，大热，归心、脾、肾经，且大辛大热，气味厚，善补命门之火，益五脏之阳，为温补命门之主帅，回阳救逆之要药；其性善走，无处不到，为温通十二经脉之要药，可回阳退阴，彻内彻外，内温脏腑骨髓，外暖筋肉肌肤，上益心脾阳气，下补命门真火，既能追复散失之亡阳，又能峻补不足之元阳，有卓绝的回阳救逆、扶危救脱之功。细辛味辛，性温，归肺、肝、肾经，且辛香浓烈，一则可宣散郁滞，开通结气，能上透巅顶，旁达百骸，散风邪，祛寒邪无处不到，宣络脉、通百节无微不至，以散止痛；二则可开肺气、破寒凝、涤痰浊，助肾气，以温肺化饮。桂枝味辛、甘，性温，归肺、脾、心、膀胱经，且辛温透达，一则善于通心阳、暖脾胃、行气血、通经络；二则善于温运阳气，通达三焦、化痰饮、行水气，为治痰饮、水气之要药。麻黄味辛、苦，微温，归肺、膀胱经，且轻扬上达，善于散风寒、开膜理、透主窍、通经络、宣肺气、平喘咳、化寒饮；本方中用炙麻黄，是取其专于宣肺平喘，通利州都，利水消肿之功。如此相伍，使肾阳得温，心、脾、肺之阳得助，水气得化。阳复饮除，气化正常，诸证自解。

白术味甘、苦，性温，归脾、胃经，且甘缓苦燥，气香质润，一则可健脾胃、运精微、升清阳、补气血、养心神、长肌肉，为健脾补气之要药；二则可温运脾胃，化湿醒脾，益气利窍，健脾除湿，消痰逐水。茯苓味甘、淡，性平，归心、肺、脾、肾经，且味甘而淡，甘则补，淡则渗，一则能益脾气、促气化、泻膀胱，洁源利导以开泻州都，为补养渗湿之要药；二则能补中气，健脾胃、渗水湿、调气机、益中州，为补中益气之上品。化橘红味辛、苦，性温，归肺、脾经，且辛散温通，苦降而燥，上则泻肺邪、降逆气；中则燥脾湿和中气；下则疏肝本，润肾燥，为散结消胀、利气消痰之要药。半夏味辛，性温，归脾、胃、肺经，且辛散温燥，开泻滑利，此运脾燥湿，涤痰除垢，温化痰饮，可和中降逆，行气除菌，散结除痞。蒲黄味甘，性平，归心、肝经，且善入血分，走上彻下，无所不达，能行血滞，消瘀血、破气结、通经脉，为活血化瘀、行气止痛之要药。

在方中又配用了益母草、车前子、泽泻这三味药物。益母草味辛、苦，性微寒，归心、肝经，且辛开苦降，滑利善走，一则专入血分，能行瘀血、散恶血、生新血、行血而不伤新血，养血而不留瘀滞；二则能消血热、解热毒、利水道、消水肿，《本草求真》："益母草，消水行血，祛瘀生新，调经解毒。"车前子味甘，性寒，归肝、肾、肺、膀胱经，且气薄滑利，甘寒润下，能清能降，善走气分，可泄膀胱，渗湿热、降火邪、调气机、消壅滞，为清热利尿之上品，《本经逢原》曰："车前子专通气化，行水道，疏利膀胱湿热。"泽泻味甘、淡，性寒，归肾、膀胱经，且气味俱薄，味甘而淡，善泻伏水，宣通湿热，可渗湿热，保真阴，利小便，消水肿，《本草纲目》曰："泽泻气平，味甘而淡，淡能渗泻，气味俱薄。所以利水而泻下。"三味相伍，共奏淡渗利湿、行水消肿、驱邪外出之功。且三味均具寒凉之性，可制约附子、细辛等温燥之性，使全方温润爽利，和缓通畅。湿去肿消，气化得复，诸症自愈。

【功效主治】温阳利水。适用于阳气耗损、血脉失畅、所致心力衰竭。

◆方二　国医大师郭子光

【处方】 黄芪90g，防己15g，桂枝15g，泽泻20g，茯苓20g，白术20g，猪苓15g，制附子（先煎）20g，红参20g，五味子15g，麦冬20g，丹参20g，当归15g。

【用法】 每日一剂，水煎服。

【方解】 方中重用黄芪90g，黄芪甘温，味轻气浮，能益脾补肺，振奋元阳，健中州，升清阳，补肺气，行血脉，布精微，养脏腑，统血液，为补气温阳之良品，方中重用其目的即在于益气通阳，以振奋元气。附子味辛、甘，大热，气味俱厚，回阳退阴，彻内彻外，内温脏腑骨髓，外暖筋肉肌肤，上益心脾阳气，下补命门真火，既能追复散失之亡阳，又能峻补不足之元阳，有卓绝的回阳救逆、扶危救脱之功。且其性善专，可补命门益先天真火以暖脾土，壮元阳助五脏元气以散寒凝，故能化气行水，通阳散结，祛寒止痛，扶阳摄血，助阳发表。辅以桂枝，味辛、甘，性温，长于温通经脉，透达营卫，善于通心阳、暖脾胃、行气血、通经络，且辛温透达，能温运阳气，通达三焦，化痰饮，行水气。辅以防己，归肺、脾、肾、膀胱经，其药力峻猛，善走下行，能祛湿邪、宣壅滞、通经脉、利二便，尤以泻膀胱水湿见长，取其利水消肿。重用人参20g，其气味俱轻，味甘醇正，温而不燥，苦而强阴，补后天，养五脏，生气血，固真元，故能大补元气，拯危救脱，且味甘能守，温则助阳，能益脾气，助运化，输精微，化阴液，为扶阳益阴之良品，是补元气，化精微，生阴血，益心气，通百脉，和五脏，养精神之要药，且生脉饮本身即是益气养阴复脉的良方。

【功效主治】 通利小便，以温阳、益气、活血。适用于水停血瘀所致心力衰竭。

◆方三　国医大师邓铁涛

【处方】 西洋参（另炖）10g，麦冬10g，炙甘草6g，大枣4枚，太子参30g。

【加减】 心阳虚者用暖心方（红参、熟附子、薏苡仁、化橘红等），心阴虚者用养心方（生晒参、麦冬、法半夏、茯苓、田三七等），除二方外，阳虚亦可用四君子汤合桂枝甘草汤或参附汤，加五爪龙、北生芪、酸枣仁、柏子仁等；阴虚用生脉散加北沙参、玉竹、女贞子、墨旱莲、桑椹等；血瘀加用桃红饮（桃仁、红花、当归尾、川芎、威灵仙）或失笑散；水肿甚者加用五苓散、五皮饮；兼外感咳嗽者加豨莶草、北杏仁、紫菀、百部；喘咳痰多者加紫苏子、白芥子、胆南星、浮海石；湿重苔厚者加薏苡仁、扁豆衣；喘咳欲脱之危症则用高丽参合真武汤浓煎频服，配合静脉注射丽参注射液、参附注射液或参麦注射液以补气固脱。

【功效主治】功效益气生脉。主治慢性心力衰竭。

【注】此方出于黄省三加以化裁。

1. **本虚标实，以心阳亏虚为本，瘀血水停为标**

心衰虽然病情复杂，表现不一，但病机可以概括为本虚标实，以心之阳气（或兼心阴）亏虚为本，瘀血水停为标。心主血脉，血脉运行全赖心中阳气的推动，如《医学入门》所载："血随气行，气行则行，气止则止，气温则滑，气寒则凝。"心之阳气亏虚，鼓动无力，血行滞缓，血脉瘀阻，从而出现心衰。故心之阳气（兼阴血）亏虚是心衰之内因，标实则由本虚发展而来。阳气亏虚可以导致血瘀，也可以导致水饮停积。心居胸中，为阳中之阳。心气心阳亏虚，则见气短，喘咳倚息，劳动则甚；重者张口抬肩，汗出肢冷，舌淡胖、脉沉细，甚者浮大无根。兼见口干心烦，舌嫩红少苔，则气（阳）损及阴，致气阴两虚。阳虚水肿，则见水肿以下肢为甚，尿少，心悸，神疲，舌淡胖，苔白，脉沉细或虚数。甚则气促咳唾，胸胁胀痛，肋间饱满，形成悬饮。阳虚血瘀，则见心悸气促，胸中隐痛，咳唾血痰，唇紫，爪甲紫暗，颈部及舌下青筋显露，胁下痞块，舌质紫暗，脉沉细涩。一般认为，水肿形成主要与肺、脾、肾三脏有关，所谓其标在肺，其本在肾，其制在脾。但就心衰而言，水饮停积的根本原因在于心阳不足。另外，水饮亦与血瘀有关，所谓："血不利则为水。"瘀血水饮虽继发于阳气亏虚，但一旦形成又可进一步损伤阳气，形成由虚致实、由实致更虚的恶性循环。

2. **邓老认为治疗心衰重点必须调补心脾之气血阴阳**

气属于阳，温阳即所以补气；血属于阴，滋阴即可以养血。因此，心衰主要可分为两大类型，即心阳虚型与心阴虚型，故立温心阳和养心阴为治疗心衰的基本原则。代表方为本院科研方——暖心方（红参、熟附子、薏苡仁、化橘红等）与养心方（生晒参、麦冬、法半夏、茯苓、三七等），前者重在温心阳，后者重在养心阴，分别用于阳气虚和气阴两虚的心衰患者。二方均以人参为主药，培元益气，配附子温阳，麦冬养阴，薏苡仁、茯苓健脾以利水，法半夏、化橘红通阳而化痰，三七虽功主活血，但与人参同科，也有益气强心的作用。二方皆属补虚为主、标本兼顾之剂。实验表明，暖心方具有负性变力与正性变力的双向作用，负性变力出现早，维持时间短，从而对离体心脏和在体心脏作用较强，正性变力作用出现在抑制之后，维持时间较长，对在体心脏作用较强，对麻醉犬心脏具有改善心肌舒缩功能、增加心输出量与冠脉流量等作用。用养心方制成的养心液，静脉注射能增强麻醉犬心肌收缩与舒张性能，能扩张冠脉，增加冠脉血流量，降低总外周血管阻力和后负荷，使心输出量增加，改善心脏泵血功能。

3. 中医老年病学

本病多虚中夹实之候。脏腑病机侧重在心与肾。治心之要在于补心气、温心阳、养心阴、通血脉；治肾则立足温肾化饮、纳气降逆。其水邪内停者兼以治脾，饮邪上逆者兼以治肺，胁下病块者兼以治肝。综观其治，补虚以益气温阳为主，阴血亏虚者予以兼顾；祛邪以活血、利水为主，酌情配以清热、散寒、化痰之品。一般来说，本病无不夹瘀，故活血一法，病程各期均可配用。其病情的进展，常由水邪泛滥，或内停脏腑、外溢肌肤、上凌心肺所致，故化气利水实为防止病情加剧的重要治法。此外，本病由于原发病各不相同，故治疗时应当予以区别对待。如冠心病心力衰竭应当重视理气活血、宣痹通阳；肺心病心力衰竭应当注重宣肃肺气，化痰降逆；高血压心力衰竭应当兼顾滋肾平肝、息风潜阳。老年人患心衰，要特别重视避免各种诱发因素，如平时要慎避外邪；有感染、心律失常、贫血、肾衰竭等情况应当积极治疗；服药不当应及时予以纠正等。心衰严重阶段，可配合使用中药针剂如人参、生脉（参脉）、参附、万年强心苷、铃兰毒苷、强心灵（黄花夹竹桃苷）、福寿草苷、羊角拗苷等注射液，均有较明显的强心作用。

〔九〕高血压病

高血压病的早期症状，有头晕、头痛、睡眠差、烦躁、健忘、耳鸣，颇似神经官能症。随着病情发展，血压明显而持久升高，若祸及心脏，便成为高血压心脏病；若影响肾，轻者尿可有少量蛋白、红细胞、白细胞，重者肾功能不全，甚至发生尿毒症。此外，脑动脉亦可因持续高血压而引起脑血管痉挛，长期痉挛缺血可致脑动脉硬化，久之出现脑血栓形成及脑出血。应警惕的是有1/3的高血压病患者可以没有症状，仅在体检时或发生脑血管意外时才被发现。

据调查，按照收缩压≥140mmHg或舒张压≥90mmHg标准计算，目前，我国人群中临界以上高血压患病率为13.58%，全国临界以上高血压患者近9000万人。10年来我国高血压患病率增加了25%，其中以临界高血压人群增加最为明显。改用新的诊病标准，旨在警示人们应尽快放弃不良生活方式。

目前，临床上使用较多，且有一定疗效的偏方主要如下。

◆方一　国医大师邓铁涛

【处方】黄芪30g，赭石30g（先煎），草决明24g，党参15g，茯苓15g，法半夏12g，陈皮6g，白术9g，甘草2g。

【用法】水煎服，每日1剂，日服2次。

◆方二　国医大师邓铁涛

【原料】芹菜梗250g，水发海带100g，水发木耳50g，生抽酱油、麻油、盐、糖、味精适量。

【做法】海带、木耳切丝，沸水焯熟，芹菜切寸段，沸水烫3分钟捞出，各料冷却后加调料拌匀即可。

◆方三　国医大师邓铁涛

【原料】菊花脑50g，粳米100g，冰糖5g。

先以粳米常法煮粥，半熟时加入菊花脑，再适当加水。粥沸后加入冰糖，稍凉后服食。每日早、晚各吃1次，一般不少于3个月。功能清肝明目，降压消暑，适用于高血压病患者肝火目赤，头晕目眩、烦躁失眠、口苦耳鸣、风火目翳等证，久服还可预防高血压引起的脑出血。

◆方四　国医大师邓铁涛

【原料】胖头鱼（鳙鱼）头1个约500g，天麻25g，各种调料适量。

【做法】将天麻切片后塞入鱼头内，用生粉调和封闭，然后加上葱、姜等调料，上笼或放锅内蒸约30分钟，即可服食。每周服食2～3次，坚持服2个月以上。

【功效主治】平肝息风，定惊止痛，行气活血。适用于高血压病而见火旺盛，头痛时发、眼黑肢麻、步行不稳、夜多噩梦的患者。

◆方五 国医大师邓铁涛

【处方】石决明（先煎）30g，生牡蛎（先煎）30g，白芍15g，牛膝15g，钩藤（后下）12g，莲子心3g，莲须10g。

【加减】苔黄、脉数有力者加黄芩；兼阳明实热便秘者加大黄；苔厚腻者去莲须加茯苓、泽泻；头痛甚者加菊花或龙胆；头晕甚者加天麻；失眠加首乌藤或酸枣仁。

【功效主治】平肝潜阳。主治肝阳上亢之高血压病。

◆方六 国医大师邓铁涛

【处方】莲须10g，桑椹12g，女贞子12g，墨旱莲12g，山药30g，龟甲（先煎）30g，牛膝15g

【加减】气虚者加太子参；舌光无苔加麦冬、生地黄；失眠者加酸枣仁、柏子仁；血虚者加何首乌、黄精。

【功效主治】滋肾养肝。主治肝肾阴虚之高血压病。

◆方七 国医大师邓铁涛

【处方】桑寄生30g，何首乌30g，川芎10g，淫羊藿10g，玉米须30g，杜仲10g，磁石（先煎）30g，生龙骨（先煎）30g。

【加减】气虚者加黄芪；肾阳虚为主者，可用附桂十味汤（肉桂、熟附子、黄精、桑椹、牡丹皮、茯苓、泽泻、莲须、玉米须、牛膝）；肾阳虚甚兼水肿者，用真武汤加杜仲、黄芪。

【功效主治】双补肝肾，兼予潜阳。主治阴阳两虚之高血压病。

◆方八 国医大师周仲瑛

【处方】钩藤（后下）15g，天麻10g，决明子12g，野菊花10g，罗布麻叶15g，珍珠母（先煎）30g，玄参10g，车前草10g。

【加减】肢麻不利加臭梧桐、豨莶草；头晕痛甚加白蒺藜、蝉蜕；面红、目赤、鼻衄、便结加龙胆、黑山栀或大黄。

【功效主治】息风潜阳。适用于风阳上亢所致高血压病。

◆方九 国医大师周仲瑛

【处方】竹沥半夏10g，陈胆南星6g，炒黄芩10g，夏枯草12g，炙僵蚕10g，海藻10g，牡蛎（先煎）30g，泽泻15g。

【加减】心烦梦多加黄连或莲子心、茯神；神情异常加矾郁金、天竺黄；胸闷、痰多、便秘加瓜蒌、玄明粉。

【功效主治】清火化痰。适用于痰火内盛所致高血压病。

◆方十　国医大师周仲瑛

【处方】丹参12g，川芎10g，大（小）蓟15g，怀牛膝10g，天仙藤12g，生槐米10g，广地龙10g，赭石25g。

【加减】头晕加白蒺藜；颈项强急加葛根；胸闷胸痛加瓜蒌子、片姜黄；肢麻不利加鸡血藤、红花；胸胁闷胀或窜痛加柴胡、青木香；妇女月经不调加茺蔚子。

【功效主治】调气和血。适用于气血失调所致高血压病。

◆方十一　国医大师周仲瑛

【处方】大生地黄15g，枸杞子10g，炙女贞子10g，制何首乌12g，桑寄生12g，生石决明（先煎）30g，菊花10g，白蒺藜10g。

【加减】头晕、面色潮红加牡蛎、鳖甲；烦热加知母、黄柏；肢体麻木加白芍；失眠多梦加酸枣仁、阿胶。

【功效主治】滋柔肝肾。适用于肝胃阴虚所致高血压病。

◆方十二　国医大师周仲瑛

【处方】淫羊藿10g，肉苁蓉10g，当归10g，大熟地黄12g，枸杞子10g，杜仲12g，灵磁石20g，黄柏5g。

【加减】头晕目花加沙苑子；心悸气短加生黄芪、五味子；倦怠、大便不实加党参、怀山药；躯寒、足肿加制附子、白术。

【功效主治】温养肝肾。适用于阴虚及阳所致高血压病。

◆方十三　国医大师路志正

【处方】大黄（后下）10g，厚朴15g，枳实12g，黄连6g，全瓜蒌20g，法半夏15g，天麻10g，钩藤（后下）15g，蔓荆子12g。

【用法】每日1剂，水煎服，嘱频频服用。

【方解】方中大黄味苦，性寒，归脾、胃、大肠、肝经，且大苦大寒、气味重浊、直降下行、走而不守、能泻肝火、通胃腑、荡积垢、攻热结，既为泻热通便之要药，又为引火下行之圣品。枳实味苦、辛，性微寒，归脾、胃经，且气香味厚，性勇剽悍，走而不守，善泻胃实以开坚结，行瘀滞以调气机，能破坚结、消胀满、开痰瘀、逐痰水、荡道腑、通便秘。厚朴味苦、辛，性温，归脾、胃、肺、大肠经，本品芬芳馥郁，辛开苦降，可行脾胃气分之滞，泻中焦痰热之壅，具行气消胀、散结降痞、醒脾开胃之功。《本草经读》曰："厚朴，气味而主降，降则温而专于散，苦而专于泄，故所主皆为实证。"李东垣曰："厚朴，苦能下气，故泻实满；温能益气，故能散湿满。"由此可见，三药相伍，可泄热通便，荡涤肠胃，腑气通，热邪祛，其症自愈。

方中瓜蒌味甘、苦，性寒，归肺、胃、大肠经，体滑而润，能清热宣肺，润燥通便，降浊祛痰，又能宣通胸阳，开胸除痹，散结除痞。半夏味辛，性温，归脾、胃、肺经，且辛散温燥，开泄滑利，可涤痰除垢，散结除痞，降逆止呕。黄连味苦，性寒，归心、肝、胆、胃、大肠经，且体阴质燥，至苦极寒，为清热燥湿要药，能泻实火，降湿热，消壅滞，除郁热，清肺热。三味相伍，珠联璧合，相得益彰，共奏清热化痰，宽胸散结之功。祛热痰，痞结除，胸脘舒，诸症自愈。

在方中又配伍了蔓荆子、天麻、钩藤三味药物。蔓荆子味苦、辛，性微寒，归肝、胃经，其体轻而浮，上行而散，能宣肺气，疏风热，清头目，止头痛，可疏风凉肝，清热明目。天麻味甘，性平，归肝经，且厚重坚实，明净光润，走肝经气分，既能养肝血、育肝阴、抑胆气、息内风，为养阴滋液息风之要药，又能抑肝阳、平风木，为治肝阳上扰眩晕之上品。钩藤味甘，性微寒，归肝经，且轻清气利，其性快捷，一可善泄火而定风、消痰以安神，能平肝风，泄心火，祛风痰，定惊痫；二可抑亢盛之火以平肝阳，清肝经之热以除烦躁，有清而不伤正，寒凉不伤胃的特点，《本草纲目》曰："惊痫眩晕，皆肝风相火之病，钩藤通心包于肝木，风静火自熄，则证自除。"《本草新编》曰："钩藤，去风甚速，有风症者必宜用之。"三药合用，泻肝火，平肝阳，抑肝木。热去火失，肝平风息，其症自愈。

【功效主治】泻热涤痰，畅利腑气，平肝息风，对于因热、痰、风三因所致高血压有效。

◆方十四　国医大师裘沛然

【处方】熟附子12g，生白术15g，生白芍15g，茯苓15g，煅磁石30g，牡蛎30g，桂枝（包煎）9g，生姜6g。

【用法】每日1剂，水煎服。

【方解】附子味辛、甘，大热，归心，脾、肾经，且大辛大热，气味俱厚，一可回阳退阴，彻内彻外，内温脏腑骨髓，外暖筋肉肌肤，上益心脾阳气，下补命门真火，既能追复散失之云阳，又能峻补不足之元阳，有卓绝的回阳救逆，扶危救脱之功；二可补阳温中，其性善走，补命门益先天真火，以暖脾土，壮元阳助五脏阳气以散寒凝，故能化气行水，通阳散结，扶阳祛寒。桂枝味辛、甘，性温，归肺、脾、心、膀胱经，一可解肌发汗，温通经脉，透达营卫，祛风散寒；二可通心阳、暖脾胃、行气血、通经络；三可温运阳气，通达三焦，化气行水。二者相伍，温补肾阳，通达表里，化气行水。真阳得煦，寒水得化，其症自除。

在方中又配用了白术、茯苓这两种药物。白术味甘、苦，性温，归脾、胃经，一则甘缓苦燥，质润气香，能暖胃消谷、健脾胃、运精微、升清阳、补气血、养心神、长肌肉；二则气香芳烈，温运脾胃，化湿醒脾、益气利窍，健脾除湿、消痰逐水。白术味苦而甘，既能燥湿实脾，又能缓脾生津。且其性最温，服则能以健食消谷，为脾脏补气第一要药也。茯苓味甘、淡，性平，归心、脾、肺、肾经，甘淡，其性平和，善益脾气、促气化、泄膀胱，洁源利导以开泄州都，为补养渗湿之要药。且可调气机、益中州，为补中益气之上品。二者相伍，补脾气、培中土，渗水湿，脾健湿去，则诸症自解。

在方中又配用了生白芍这味药物，其味苦、酸，性微寒，归肝经，一则能化阴补血，和营敛阴，补肝血而养经脉，敛阴精以和营卫，为肝家要药；二则能补能泄，补肝血、敛肝阳、疏脾土、调肝血以缓挛急，柔肝止痛；三则补肝血、养肝阴、泄肝热、潜肝阳，为平肝阳之上品；四则可利小便以祛湿。

在方中又配用了牡蛎、磁石这二味药物。牡蛎味咸，性寒，归肝、肾经，且气寒纯阴，质重沉降，能平肝而制亢，养肝而潜阳，可滋阴潜阳，镇肝息风；磁石味咸、寒，归肝、肾经，且咸寒质重、能镇能纳，能上能下，镇浮阳而益肾阴，镇肝阳而抑木亢，功专镇潜浮阳，降逆纳气。二者相伍，可平肝阳而抑木亢，滋肾水而济肾阴，镇水气而潜浮阳。肝阳得平，浮阳得潜，则风息神安，诸症自除。

在方中又配用了车前子、生姜这两味药物。车前子味甘，性寒，归肾、膀胱经，且气薄滑利，甘寒润下，能清能降，善走气分，入肝走肾，一则可泄膀胱、调气机、消壅滞，为利水通淋之要药；二则可强阴益精，行肝疏肾，畅郁和阳，为肓阴明目除翳之上品。二者相伍，走表渗下，相辅相成，小便利则水气去，膝理开则湿气除，诸症自消。

本方所治之高血压在少阴病水气上凌为患，全方温和畅利、镇逆有度、宣散适宜、方证相宜。

◆方十五　国医大师颜德馨

【处方】天麻3g，钩藤9g，夏枯草30g，清半夏9g，陈皮6g，茯苓9g，甘草3g，枳实9g，竹茹9g，川芎9g。

【用法】每日1剂，水煎服。

【方解】天麻味甘，性平，归肝经，本品厚重坚实，其质脂润，走肝经气分，能养肝血、育肝阴、抑胆气、镇肝阳、平风木、息内风，有平肝息风之功，为治疗肝风内动之要药。钩藤味甘，性微寒，归肝、心包经，且轻清气凉，其性捷利，一可胜亢盛之火以平肝阳，清肝经之热除烦躁，清而不伤正，寒凉不伤胃；二善泻火而定风，消疾以安神，能平肝风、泄心火、祛风痰、定惊痫。夏枯草味苦、辛，性寒，归肝经，且苦泄辛开，气禀纯阳，上清下补，一可祛肝风、泄肝火、行肝气、通脉络；二可散结聚、消坚凝、开郁结、通窒塞。三味相伍，共奏平肝潜阳、开郁散结、息风止眩之功。

在方中又配用了枳实、竹茹两味药物。枳实味苦、辛，性微寒，归脾、胃经，本品气香味厚，辛散苦泄，性勇慓悍，走而不守，善泻胃实以开坚结，行瘀滞而调气机，破气滞以行痰湿，消积滞以通痞塞。竹茹味甘、苦，性微寒，归肺、胃、胆经，可清热涤痰，开郁行气。川芎味辛，性温，归肝、胆经，且辛散温通，味清气雄，具走窜之性，一则能开郁结、行气血、疏肝郁，疏理脾胃通达中州；二则走而不守，上行头目，旁达肌肤，能散寒湿、祛风气、解头风、疗目疾；三则归肝入血，性最疏通，善行血中之气滞，通行十二经脉，能破瘀蓄、通血脉、消瘀肿、止疼痛，在方中一药而三功俱备，有行气开郁、搜风胜湿、活血止痛作用。

【功效主治】平肝潜阳，宣化痰瘀。适用于肝阳偏亢、生瘀内停的高血压。

◆方十六　国医大师周仲瑛

【处方】天麻10g，法半夏10g，茯苓10g，川芎10g，苦丁茶10g，生大黄（后下）5g，泽泻15g。

【用法】每日1剂，水煎服。

【方解】天麻味甘，性平，归肝经，且厚重坚实，明净光润，入肝经气分，一可抑肝阳、平风木；二可养肝血、育肝阴、抑胆气、平风木，既为养阴滋液息风之要药，又为平肝潜阳息风之上品。苦丁茶味苦、甘，性大寒，可清肝泻火，息风止眩。二药相伍，标本同治，功补兼施，肝火得清，肝阴得养，肝阳得潜，肝风自息。

茯苓，味甘、淡，性平，归心、肺、脾、肾经，且味甘而淡，甘则补，淡则渗，能补中气、健脾胃、渗水湿、调气机、益中州、促气化、泻、泄膀胱，为补养渗湿之要药，健脾益气之上品。半夏，味辛，性温，归脾、肺、胃经，且辛散温燥，具走窜温通之性，一可开泻滑利，能运脾燥湿，涤痰除垢，温化寒痰，逐饮除眩，降气止咳；二可燥湿行气，能祛痰散结，化饮消痞。二者相伍，既可运脾燥湿以治本，又能化痰息风以治标，脾健湿祛，湿除痰消，痰无风息，则诸症自愈。

生大黄味苦，性寒，归脾、胃、大肠、肝、心包经，且大苦大寒，气味重浊，直降下行，走而不守，能通积滞，攻下热结，可泻肝火、凉血热，通胃腑，荡积垢，导热下行，泻火解毒，为泻热通便要药。泽泻利水之主药。二者相配，可使火邪与湿性由二便分消，水清湿去，其风眩自息。川芎味辛，性温，归肝、胆经，此药辛散温通，味清气雄，性最疏通，善行血中之气滞，同行十二经脉，能开郁结、行气血、疏肝郁、通血脉、破瘀血、散结气、止疼痛。

【功效主治】息风化痰。适用于风火夹瘀上扰所致高血压病。

◆方十七　国医大师朱良春

【处方】生黄芪30g，丹参30g，净山楂30g，豨莶草30g，地龙10g，当归10g，赤芍10g，川芎10g，泽泻18g，甘草6g。

【用法】每日1剂，水煎服。

【方解】方中重用黄芪，辅以甘草以补中益气，健脾胃和胃以固本；丹参、地龙、水蛭、当归、赤芍、川芎、净山楂逐瘀通络以治标；豨莶草、泽泻化痰利湿，驱邪外出。配以"降压洗脚汤"外用，畅营卫，通经络，引血下行。诸药合用，标本兼顾，虚实同调，攻补兼施。使中气得补则脾胃调和，痰瘀消除则脉络通畅，如此则升降相宜，气血通行，清窍畅利，则诸症自消。验之临床，凡高血压病证因气虚痰瘀互结者，用朱老之法调治，必收奇功。

【功效主治】补中益气，化痰逐瘀。适用于脾胃气虚、痰瘀互结所致的高血压病。

（十）高脂血症

高脂血症指血液中一种或多种脂质成分异常增高的病症。如高胆固醇血症、高三酰甘油血症。高脂血症会加速引起动脉粥样硬化，这是被科学所证明了的。当你触摸到一条硬化的动脉时，就会惊讶地发现，整条动脉就像一条绳子，硬得毫无弹性。解剖患有动脉硬化症死者的动脉时，就会看到管壁内层深部有许多黄色小斑块或斑条，严重的地方已突到管腔内，表面坑坑洼洼，高低不平，甚至管腔几乎闭塞，用手触摸有油腻感，似稠粥状，所以称为动脉粥样硬化。动脉粥样硬化如果侵犯到心、脑、肾等动脉血管，就会使血液供应减少，严重时因缺血而使脏器发生梗死、坏死，或因血管破裂出血而危及患者的生命。引起高脂血症主要有三种因素。

1. 外源性

由于摄入过多的动物脂肪、肉类、酒及甜食等，造成摄入和排出的不平衡。

2. 神经因素

目前已证实长期紧张的脑力劳动会使血中的胆固醇升高。

3. 内分泌因素

体内脂质代谢失常，即使进食动物类脂肪不多，而仍能发生高脂血症，通常是由内分泌疾病引起的，也可能与遗传因素有关。

◆方一　国医大师颜正华

【原料】枸杞子200g，白烧酒500g。

【制作及服法】枸杞子洗净，剪碎，放入瓶中，再加入白烧酒，加盖密封，置阴凉干燥处，每日摇动1次，1周后即可饮用。边饮边添加白酒。根据酒量，晚餐前或临睡前饮用，通常每次服10～20g，不得过量。功效可促进肝细胞新生，抗动脉硬化、降低胆固醇、降血糖等。长期服用可补虚延年。

◆方二 国医大师颜正华

【处方】枸杞子10g，何首乌15g，决明子15g，山楂15g，丹参20g。

【用法】方名为降脂饮，文火水煎，取汁储于保温瓶中，作茶频饮。

【功效主治】益阴化瘀。适用于肝肾阴虚、气滞血瘀证。

◆方三 国医大师颜正华

【原料】荷叶、紫苏叶、山楂、乌龙茶、六安茶等。

【用法】袋装，茶剂。每次6g，每日2次，开水冲泡。

【功效主治】降脂通脉。主治血脂偏高，肥胖症。本品原为清代宫廷药茶，其功效：一是经临床实践和药理研究确实有降脂作用的山楂、荷叶可直接去肥减脂；二是借助疗效确凿的福建乌龙茶和安徽六安茶健身祛脂；三是芳香气烈的紫苏叶，外开皮毛，上通鼻窍，中开胸膈，醒脾胃，解郁除烦。

中医药是一个伟大的宝库，近年来发现许多单味中药具有良好的降脂效果，可请医师开具单味药处方，按疗程服用。

1. **决明子**

常用的降压中药。功能为清肝明目、润肠通便等。临床研究发现，该药可降低血清胆固醇，每日5g，捣碎泡茶。

2. **灵芝**

具补益作用。可治虚劳、咳嗽、失眠、消化不良等症，灵芝糖浆治疗高脂血症有明显的效果。

3. **银杏叶**

银杏叶治疗冠状动脉硬化性心脏病有比较公认的疗效，对降血脂也有较好的作用。用银杏叶制剂治疗高脂血症，服用4周后胆固醇、三酰甘油均有明显下降。

4. **红花**

红花中含有红花苷、红花油、红花黄色素及亚油酸等物质，具有降低血清中胆固醇和三酰甘油的作用。可用红花每日3g泡茶。

5. **泽泻**

泽泻片剂每片含生药2.5～2.8g，用于高脂血症，每次3～4片，每日3次，1～3个月为1个疗程。总有效率为88%，并有利尿作用。

6. **丹参**

丹参是一味活血祛瘀药，兼能凉血消痈、养血安神。广泛用于冠心病，以及血栓闭塞性脉管炎等的中医治疗。冠心病患者服药后，血脂普遍下降。也可服用丹参片。

7. 虎杖

具有降胆固醇和降三酰甘油的作用，偶见消化道症状。内热体质的高血脂患者，可每日用虎杖3g泡茶。

8. 大黄

现代医学证明，大黄中所含的大黄酸、大黄素、大黄酚等蒽醌类物质，具有降低血中胆固醇的作用。每次服大黄粉0.25g，每日2次，一般患者连续服用1～2个月后，可见效。适用于治疗伴有胃肠积热、大便秘结的高脂血症患者。

（十一）消化性溃疡

> 消化性溃疡在临床上十分常见。笔者经多年的临床观察实践，认识到本病的病因病机为饮食失节，脾胃损伤，运化失常，升降失悖，生湿聚痰，瘀血阻络，久而形成溃疡，而以中焦脾胃虚寒为其病本，气滞血瘀痰阻为其病标。在治疗上以温中益气、健脾和胃为主，以理气通滞、祛瘀生新、生肌敛溃为辅，经临床筛选，自拟愈疡散治疗本病，疗效较好。长期服用，能巩固疗效，减少复发。

◆方一 国医大师邓铁涛

【处方】党参18g，白术12g，茯苓15g，柴胡9g，海螵蛸（或煅瓦楞子）15g，甘草5g。

【加减】嗳气反酸者加砂仁、延胡索合用乌贝散（海螵蛸85%，浙贝母15%研极细末），每服2～3g。肝气郁结者加白芍、枳壳、郁金，或左金丸。肝郁化火或胃热过盛者合用三黄泻心汤。脾胃虚寒者加黄芪、桂枝、法半夏或附桂理中汤。兼吐血、便血者加侧柏叶、白及、阿胶、三七末（炒）。胃阴亏虚者加麦冬、石斛、玉竹等。

【功效主治】健脾益气，疏肝和胃。主治胃、十二指肠溃疡，慢性胃炎，胃肠神经官能症。

◆方二 国医大师李振华

【处方】党参15g，白术10g，茯苓15g，桂枝6g，白芍12g，砂仁8g，厚朴10g，甘松10g，刘寄奴15g，海螵蛸10g，生姜10g，延胡索10g，炙甘草6g，大枣3枚。

【加减】症见胃脘隐痛，喜暖喜按，饿时痛甚，舌质淡暗，舌苔薄白或白腻，舌体胖大边见齿痕，脉沉细等，中医辨证属于脾胃虚寒、气滞血瘀者。如溃疡出血，大便色黑如柏油样加白及10g，三七粉3g（分2次冲服），黑地榆12g；如语言无力，形寒畏冷，四肢欠温加黄芪15～30g，甚者加附子10～15g；如嗳气频作加丁香5g，柿蒂15g；如食少、胀满加焦山楂、焦神曲、焦麦芽各12g。

【功效主治】温中健脾，理气活血。用于胃、十二指肠壶腹部溃疡、糜烂性胃炎等病。

◆方三 国医大师颜德馨

【处方】生黄芪30g，桂枝4.5g，杭白芍12g，生姜2片，九香虫2.4g，大枣4枚，炙甘草4.5g，饴糖30g，茯苓9g。

【用法】每日1剂，水煎服。

【方解】黄芪为方中君药，味甘，性温，归脾、胃经，能补脾益肺，振奋元阳，可健中州、升清阳、行血脉、布精微、养脏腑、统血液，为补气升阳之良品；饴糖味甘，性温，归脾、胃经，可补虚温中，缓急止痛；茯苓味甘而淡，甘则补，淡则渗，能补中气、健脾胃、渗水湿、调气机、益中州，为补中益气、淡渗化浊之上品。如此相伍，温中健脾同进，益气和中共施，升清淡渗并举，共奏温运脾阳、健脾和中之功。方中桂枝味辛、甘，性温，善于通心阳、暖脾胃、行气血、通经络、止痹痛，《本草思辨录》曰："桂枝所优，为在温通经脉，内外证咸宜，不得认桂枝为汗药也。"白芍味苦、酸，微寒，归肝、脾经，且一则入肝经血分，能化阴补血，和营敛阴，补肝血而养经脉，敛阴精以和营卫，为肝家要药；二则能补能泻，补肝血，敛肝阳，疏脾土，调肝血以缓挛急，柔肝止痛而治泄泻，常广泛用于各种疼痛。九香虫又名蜣螂虫，味咸，性温，归肝、脾、肾经，在方中既可理气活血止痛，又可温中祛寒助阳，临症用于治疗胸胁痛、胃痛、腰膝痛常获奇功。

【功效主治】温通脾阳，健脾和中。适用于中焦虚寒、健运失职所致的消化道溃疡。

◆方四　国医大师何任

【处方】北沙参10g，麦冬15g，生地黄20g，当归10g，枸杞子10g，川楝子10g，黄连3g，瓜蒌子20g，石斛10g。

【用法】每日1剂，水煎服。

【方解】用生地黄滋阴养血为主药；北沙参、麦冬、当归、枸杞子益阴而柔肝为辅药，配合主药以滋阴养血生津；更配以少量川楝子，性虽苦燥，但配入大队甘寒养阴药中，可既无伤津之虑，又能疏泄肝气，为佐使药。诸药合用，使肝阴得养，肝气条达，而胸胁痛，口苦而干等症可除。加一味川楝子，以调肝本之横逆，能顺其条达之性，是为涵养肝阴无上良药，而黄连这味药，味苦性寒，归心、肝、胆、胃及大肠经，本品苦以降阳，寒以胜热，气味俱厚，清上泻下，既能上诸心肺，又能中清脾胃、下清大小肠之火。方中又配用了石斛和瓜蒌子这两味药物以治其标。一取其石斛养阴益胃，清热生津；二取其瓜蒌子宽胸散结，润降通肠。

【功效主治】疏肝解郁，养胃清热。适用于肝胃不和所致溃疡病。

【按】国医大师邓铁涛指出：消化性溃疡发病分型与治疗：①肝胃不和，宜疏肝和胃，方用四逆散加茯苓、白术、大枣。②脾胃虚寒，宜健脾温中，方用黄芪建中汤。③脾虚肝郁兼瘀，宜健脾祛瘀或兼舒肝，用四君子汤加黄芪、红花、桃仁、柴胡、白芍、海螵蛸之属。④胃阴亏虚，宜益胃养阴，用麦门冬汤加减（麦冬、党参、北沙参、石斛、玉竹、茯苓、甘草、乌梅）。邓氏认为舒肝与健脾有调节神经与胃肠功能的作用，故常以下方为基本方：党参18g，白术12g，茯苓15g，柴胡9g，佛手片5g，海螵蛸（或煅瓦楞子）15g，甘草5g，随证加减。消化性溃疡，约有半数始发于青壮年。临床常见虚实夹杂证，即在脾胃虚弱的基础上兼有气滞、食积、痰饮、热郁、寒凝、血瘀等病理变化，其中尤以气滞为主要病理因素，而且各病理因素之间常兼夹为患。本病的治疗以补益脾胃、调理气机为基本大法。补益脾胃应以健脾养胃、益气温阳为主，兼阴虚者，酌予清养；久病及肾者，兼以温肾。调理气机当以和胃降逆、理气畅中为要。肝气犯胃者，佐以疏泄；兼有其他邪气，则当分别辅以燥湿、消导、化饮、清热、散寒诸法；久病入络，或有出血者，酌予化瘀。本病用药，要在消补得当，补虚而不碍邪，祛邪又不伤正，务使中州健运，胃气和畅，则溃疡易于愈合。胃脘疼痛是本病的突出症状，多因胃失和降，气机阻滞，或久病入络，脉络瘀阻所致。治宜和胃理气止痛或活血通络止痛。此外，若中气不足、脾胃失于温煦而致痛者，又当温阳益气，理气止痛，但理气药不可过于辛散香燥，且宜辅以缓急止痛，药物如芍药、甘草之类。至于反酸，乃是本病常见症状之一，多由肝胃郁热所致，治宜泻肝清胃，主以左金丸之类。临床上脾胃虚寒导致的反酸亦不少见，治疗又应温中理气。主以香砂六君子汤合吴茱萸汤。总的来说，由于制酸可以和胃亦能止痛，有助于溃疡愈合，故无论何种原因所致反酸，在辨证施治基础上均应加用制酸药，如海螵蛸、瓦楞子、白螺蛳壳、鸡蛋壳等。消化道出血是老年消化性溃疡病患者的常见并发症，据临床观察，老年溃疡病出血者约两倍于青壮年患者，而且因出血伴发休克者较多，预后亦较差，因此治疗过程中要提高警惕，密切观察，一旦发现出血，应当及时止血，可分别应用清热泻火、凉血止血、温脾益气摄血以及活血止血等法。近年来，临床应用祛瘀通腑止血法和收敛止血法治疗溃疡出血，取得了良好止血效果，对于出血量大、出现虚脱或休克的患者，必须及时输血和补液，并配合西药急救。

（十二）胰腺炎

胰腺炎是胰腺因胰蛋白酶的自身消化作用而引起的疾病，可分为急性和慢性两种。急性胰腺炎是临床上常见的引发急性腹痛的病症（急腹症），是胰腺中的消化酶发生自身消化的急性化学性炎症，同时又是外科除阑尾炎、肠梗阻、胆囊炎和胃十二指肠溃疡穿孔后居第五位的急腹症。急性胰腺炎发病年龄以40－60岁年龄组为多见，病因与发病年龄有关。中青年多与饮食过度及大量饮酒有关。老年患者诱因以胆石症为主。可分为普通型和坏死出血型。坏死出血型较少见，但病情严重，死亡率较高。慢性胰腺炎是由于急性胰腺炎反复发作造成的一种胰腺慢性进行性破坏的疾病。有的病例急性期不明显，症状隐匿，发现时即属慢性。临床上常伴有胆道系统疾患，患者有上腹痛、脂性泻，有时并发糖尿病。慢性酒精中毒时也常引起本病，属于中医学"腹痛"病范畴。

◆方一　国医大师何任

【处方】柴胡15g，黄芩15g，枳实12g，厚朴12g，木香12g，牡丹皮12g，赤芍20g，生大黄（后下）15～20g，芒硝（冲服）15～20g。

【加减】热重加金银花、连翘等；呕吐重加用竹茹、法半夏；湿热重加茵陈、栀子、龙胆等；血瘀重加延胡索、川芎、丹参等；食积重加用莱菔子、焦三仙等；瘀块形成加用三棱、莪术等。

◆方二　国医大师何任

【处方】白芍20g，炙甘草9g，川楝子9g，延胡索12g，柴胡9g，莱菔子9g，茵陈30g。

【方解】何老治以芍药甘草汤缓急止痛，佐柴胡、川楝子疏肝和胃以解郁；辅莱菔子、茵陈消食导滞。辨证确切，药少而精，效如桴鼓。对类似病例，如急性胃、肠炎，胆囊炎，胆道蛔虫症及癌症疼痛等，何老常以芍药甘草汤加味治之，常获显效。

（十三）胃　炎

西医对胃炎分类有很多种，最常见的有浅表性胃炎、萎缩性胃炎，属中医胃脘痛的范畴，病机涉及胃、脾、肝、胆等。胃炎虽病在胃，与脾不可分割。一般胃炎初期，多表现胃失和降，症见痛胀并做；以后波及与脾，健运失职，症见神疲、纳呆及气血生化不足的虚象。脾虚反过来又影响胃的通降功能，形成脾胃同病，虚实互见，肝胆与脾胃是木土相克的关系。《内经》曰："邪在胆，逆在胃。"

◆方一　国医大师颜正华

【处方】党参18g，甘草6g，高良姜9g，制香附12g，黄连9g，制半夏15g，延胡索15g，牡蛎30g。

【功效主治】疏肝和胃，降逆消痞。适应于各种慢性胃炎、胃及十二指肠壶腹部溃疡。

◆方二　国医大师裘沛然

【处方】高良姜12g，制香附12g，党参30g，生甘草24g，制半夏12g，川黄连12g，牡蛎30g，当归15g，川楝子10g，延胡索18g，小茴香12g，佛手4.5g。

【临床疗效】上方加减连续服用4个月后症状基本消失，偶在疲劳后稍有嗳气之类，后改用香砂六君子汤加减善后。同年12月经射线钡餐检查，胃小弯糜烂点消失，胃窦部轻度充血，余均正常。

【按】裘氏治疗胃病，惯用辛开苦降法。盖脾胃居中焦，为升降出入之枢纽。"六腑以通为补"，胃以通降为用。辛开苦降法具有开结、散郁、降逆、和中功效，正合胃腑之生理。本案胃脘痛、胀兼作，伴有嗳气，乃肝胃失和，升降不调。方取良附丸、半夏泻心汤、川楝子散之意，令症情迅速改善，继以香砂六君子汤加减善后，和理脾胃，不仅症状消失，而且胃镜复查局部病理变化明显改善。本案治验可提示两点：一是应用古方，有时可经用全方，有时当取其意，所谓"圆机活法"，神明之妙，存乎一心；二是治疗经西医病理诊断的疾病，当不为其概念所囿，本案前医见"糜烂性胃炎"，屡用清热解毒方药，苦寒之品斫伐胃阳，使胃气益滞，竟无寸效，经裘氏辨证拟方，迅速收效。对此，裘氏深有感触地说，用中药治病，就应当用中医的理论做指导，否则难免因循失误。

◆方三　国医大师邓铁涛

【处方】太子参30g，茯苓12g，山药12g，石斛12g，小环权12g，麦芽30g，丹参12g，鳖甲（先煎）30g，甘草5g，三七粉（冲服）3g。

【加减】脾胃气虚较甚者加黄芪或参须（另炖）；湿浊偏重者加白扁豆、鸡蛋花、薏苡仁等；肝郁者加素馨花、合欢皮、郁金。

【功效主治】健脾养胃，益阴活络。主治萎缩性胃炎，慢性浅表性胃炎。

◆方四　国医大师邓铁涛

【处方】吴茱萸1～3g，川黄连3～5g，太子参30g，白术15g，茯苓15g，甘草5g，威灵仙15g，桔梗10g，枳壳5g。

【功效主治】健脾疏肝，降逆止呕。主治胆汁反流性胃炎，反流性食管炎，胃溃疡，胃窦炎。

◆方五　国医大师朱良春

【处方】生黄芪120g，莪术45g，潞党参90g，怀山药90g，鸡内金60g，刺猬皮60g，生蒲黄60g，五灵脂60g，徐长卿60g，炮山甲45g，木蝴蝶45g，凤凰衣45g，甘草30g。

【加减】偏阴虚者加北沙参、枸杞子、麦冬各60g，生白芍90g；偏阳虚者加高良姜、炒白术各60g，荜茇45g；有郁热者加蒲公英90g。

【用法】共研极细末，每服3g，每日3次，食前半小时服。

◆方六　国医大师朱良春

【处方】太子参15g，决明子15g，徐长卿15g，北沙参15g，麦冬12g，炒白芍20g，炙甘草5g，凤凰衣5g，乌梅肉6g，失笑散10g，鸡内金10g。

【主治】适用于胃阴亏耗、肝郁气滞所致胃痛。

◆方七　国医大师周仲瑛

【处方】乌梅肉6g，炒白芍10g，炙甘草3g，北沙参10g，大麦冬10g，金钗石斛10g，丹参10g，炙鸡内金5g，大麦芽10g，玫瑰花3g。

【加减】口渴较甚，阴虚显著者加生地黄10g；伴有脘中烧灼热辣疼痛，痛势急迫，心中懊侬，口苦而燥，渴而多饮，加黑山栀子6g，黄连3g；白苔厚腻而黄，呕恶频作，湿热滞留在胃者加黄连3g，厚朴花3g，佛手3g；津虚不能化气或气虚不能生津，津气两虚，兼见神疲、气短、头晕、肢软、大便不畅或便溏者，加太子参10g，山药10g。

◆方八　国医大师李振华

【处方】白术10g，茯苓12g，陈皮10g，半夏10g，香附10g，砂仁8g，桂枝5g，白芍12g，小茴香10g，乌药10g，木香6g，郁金10g，甘草3g。

【加减】兼肝郁甚者加香附10g，乌药10g；兼血瘀者加丹参15g，延胡索10g；湿盛泄泻者加薏苡仁30g，泽泻10g，桂枝5g；湿阻呕恶者加苍术10g，藿香15g；食滞不化者加焦山楂、焦神曲、焦麦芽各12g；阳虚甚者加制附子10g；气虚甚者加黄芪15～30g。

◆方九　国医大师李振华

【处方】北沙参20g，麦冬15g，石斛15g，白芍20g，山楂15g，知母12g，鸡内金10g，天花粉2g，牡丹皮10g，乌梅10g，陈皮10g，甘草3g。

【加减】兼气滞者加枳壳10g，川楝子12g，郁金10g；兼血瘀者加丹参15g，桃仁10g，延胡索10g；阴虚内热、呃逆嗳气者加竹茹10g，柿蒂15g；心烦易怒，失眠多梦加焦栀子10g，首乌藤30g；大便干结者加火麻仁15g；兼脾虚气滞者加党参12g；若大便出血加白及10g，地榆炭15g。

◆方十　国医大师裘沛然

【处方】高良姜12g，制香附12g，党参30g，生甘草24g，制半夏12g，川黄连12g，牡蛎30g，当归15g，川楝子10g，延胡索18g，小茴香12g，佛手4.5g。

【方解】方中高良姜味辛，性热，归脾、胃经，且辛热纯阳，温脾暖胃，祛寒止痛，可除一切沉寒痼冷，疗一切冷物所伤，为中宫寒冷诸症之要药。香附辛、微苦，性平，归肝、脾、三焦经，且辛散苦降，芳香性平，能疏肝气、解郁结、宽胸膈、调脾胃，除痞胀，进饮食，可上行胸膈，下走肝肾，散一切气，解一切郁，且善走亦能守，善行气分亦入血分，能和血气，化凝血，祛旧血，生新血。二者相伍，可疏肝行气，温胃散寒。

为了达到最佳治疗效果，裘老在原方的基础上又配用了小茴香、佛手这两味药物。小茴香味辛，性微温，归肝、肾、脾、胃经，不燥不烈，气味芳香，能温中散寒，醒脾开胃，除湿行滞，辟秽止呕。佛手味辛、苦，性温，归肝、脾经，且辛香走散，直达肝脾，能疏肝郁、行滞气、醒脾胃、导宿积，其药性平和，行而不破。二药相伍，协助良附丸祛寒止痛，温中和胃。诸药合用，共奏温中祛寒，行气止痛之功寒邪去，中阳复，气机畅，痞塞通，其痛自除。

方中川楝子味苦，性寒，归肝经，且性主降泄，能疏肝郁、清肝火、止疼痛、除湿热，以清热疏肝，行气止痛为主；延胡索味辛、苦，性温，归肝、胃经，且温而和畅，辛润走散，能畅血脉、消瘀血、散滞气、行壅结、通经络、止疼痛，既可行血中之气滞，亦可通气中之血滞，其性和缓，不甚峻猛，为止痛之要药。二药相伍，相辅相成，各有侧重。川楝子清热行气，泄气分之热而止痛；延胡索活血行气，行血分之滞而止痛。合用共奏清肝泄热，行气止痛之功。肝郁解，火热退，气血畅，胃络通，其痛自止。

方中半夏味辛，性温，归脾、胃、肺经，且辛散温通，开泻滑利，一可温中散寒，和胃降逆；二可祛痰散结，开结除痞。黄连味苦，性寒，归心、肝、胆、胃、大肠经，且苦以降阳，寒以胜热，气味俱厚，清上泻下，能清肝热，泻心火，凉血热，除湿火，厚肠胃。二药相伍用半夏辛开散结以除其寒，用黄连苦降走下而祛其热，如此寒热并用，辛开苦降，以调和寒热，泻心消痞，寒热去，痞塞开，气机畅，其结自开。

又配伍了党参、当归、甘草、牡蛎四味药物以补虚扶正，顾护胃气。党参味甘，性平，归脾、肺经，且味甘气平，甘而和缓，不腻不燥，可补中州，和脾胃，助运化，升清阳，益肺气。当归味甘、辛、微苦，性温，归肝、心、脾经，且气轻味浓，辛散通行，能走能守，可补可破，一则入心肝能生阴化阳，养血活血，走脾经行滞气而散精微，化生补血；二则能养血调肝，散瘀行滞，缓急止痛。甘草味甘，性平，归十二经，且味厚气浓，其性平和，可益气补虚，缓中健脾，通行百脉，滋养五脏，强壮肌肉，安神养心。牡蛎味咸，性寒，归肝、肾经，且气寒纯阴，质重沉降，能平肝而制亢，养肝而潜阳，清虚热以养胃；且性属咸寒，能软坚积、消宿块、化痰结、散壅滞。四药相伍，标本兼顾，气血并补，阴阳同调，共成补虚扶正，顾护胃气之功。

【功效主治】温中祛寒，行气止痛，和胃降逆，开结除痞。适用于脾胃失和所致胃炎。

◆方十一 国医大师张镜人

【处方】麸炒白术9g，赤芍9g，白芍9g，炙甘草3g，山药9g，炒枳壳9g，白扁豆9g，醋香附9g，佛手片6g，太子参9g，九香虫6g，白花蛇舌草30g，炒谷芽12g，延胡索9g。

【用法】每日1剂，水煎服。

【方解】方中用太子参、山药、白术、白扁豆、甘草以补气健脾，以达脾宜升则健，使清气上升；枳壳、佛手、香附、谷芽行气开郁，和胃降逆，以奏胃宜降则和，使浊气下降。复有赤芍、白芍、甘草和用，酸甘化阴，缓急止痛，养胃以润燥；延胡索、九香虫味辛走散，行气止痛，散湿以应脾。在方中用白花蛇舌草30g，既可清其火热，又能破结抗癌，实属未病先防，已病防变。

【功效主治】健脾和胃。适用于脾胃不和、胃络受损所致胃炎。

◆方十二 国医大师周仲瑛

【处方】麦冬12g，生地黄12g，炙甘草3g，白芍10g，乌梅15g，山楂10g，鲜石斛15g，川楝子10g，生麦芽10g，天花粉10g。

【用法】每日1剂，水煎服。

【方解】麦冬味甘、苦，微寒，归肺、胃经，且一可体润而滋，能清热邪、补真阴、降心火、益心气、解烦温，常为退热养心、益气补阴之良品；二可性主清泻，能清胃热、泄肺火、补胃阴、滋津液、润肺燥、退热邪，常为养胃润肺，退热定嗽之要药。生地黄味甘、寒，归心、肝、肾经，且气轻质润，能清胃热养胃阴、益胃气、生津液、补五脏、通血脉。石斛味甘、淡，性寒，归肺、胃、肾经，且甘寒质润，气味轻清，能养胃阴、清肺热、生肾水、益精气、退虚热，为养阴益胃、生津退热平和之品，三味相伍，可养肾水益胃阴，清胃热润胃燥，退肝火凉肺金，共奏甘寒养阴，宜胃生津，清肝凉肺之功。胃阴得滋，肾水得养，肝火得清，肺金得肃，诸症自愈。

乌梅味酸、微涩，性温，归肝、肺经，且味酸而涩，其性善敛，一可收敛肝胃之气，收肺气，敛浮火；二可善化津液，止烦温，和脾胃。山楂味酸、甘，性温，归脾、胃、肝经，且既可消导和中，能消食积，行结气，助消化，为健脾胃、消肉积之佳品；又善入血分，善化瘀血而不伤新血，开郁气而不伤正气，能消血块，行瘀滞，化痞气，通脉络。此两味药物与大队的甘寒药物相伍，意在取其酸甘相合以滋水养阴之义。肝胃耗散之气得收，肝胃亏损之阴得养，肝胃和顺，气机舒畅，诸症自愈。

川楝子味苦，性寒，归肝经，且性主降泄，能疏肝郁、清肝火、止疼痛。麦芽味甘，性温，归脾、胃经。且气味俱薄，善发生气以助胃气上升，运脾气而资健运，故能消食除胀，宽中下气，醒脾开胃，益气补虚，为补中有利，利中有补之良品，《本草求原》曰："凡麦、谷、大豆浸之发芽，皆得生升之气，达肝以制化脾土，故能消导。凡郁致成臌膈等症，用之（表芽）甚妙，人知其消谷而不知其疏肝也。"二者相伍，疏肝和胃，通经活络，行气开郁，肝胃和，经络通，气郁解，其症自愈。

方中白芍味苦、酸，性微寒，归肝、脾经，且苦酸而阴柔，入肝经血分，能化阴补血，和营敛阴，补肝血而养经脉，敛阴精以和营卫，为肝家要药，且能补能泄，补肝血、敛肝阳、疏脾土，调肝血以缓挛急，柔肝止痛而舒筋脉。甘草味甘，性平，归十二经，且味厚气浓，其性平和，炙则温中，能益气补虚，缓中健脾，通行百脉，滋养五脏，强壮肌肉，安神养心，且甘缓通行，善走诸经，无处不到，能润燥、养筋缓急。二药相伍，酸甘化阴，养血生津，和里缓急。阴津复，筋脉舒，其痛自止。

天花粉味苦，微甘，性寒，归肺、胃经，能清郁热，泄胃火，润肺金，滋津液，且又能入血分，能清痛肿、败火毒、散瘀结。

【功效主治】酸甘凉润，和胃调气。适用于胃阴耗伤之胃炎。

◆方十三　国医大师周仲瑛

【处方】潞党参10g，黄连3g，炒黄芩6g，制半夏10g，淡干姜3g，炒枳壳

10g，厚朴5g，陈皮6g，竹茹6g，紫苏梗10g。

【用法】每日1剂，水煎服。

【方解】干姜味辛，性热，归脾、胃经，且能走能守，可温脾胃，助中阳，祛里寒。党参味甘，性平，归脾、肺经，且不腻不燥，可补中州，和脾胃，升清阳，益肺气，为补脾肺气虚之上品。二者相伍，温中散寒，健脾益气，中阳复则里寒除，脾气健则虚自消，诸症自平。

黄芩味苦，性寒，归心、肺、胆、胃经，可清肺热、泻心火、降胃火、除湿热。黄连味苦，性寒，归心、肝、胆、胃、大肠经，且苦以降阳，寒以胜热，气味俱重，清上泻下，直折大势，可清肺热，泻心火，除胃火，祛湿热。竹茹味甘、苦，性微寒，归肺、胃、胆经，且苦寒性滑，润而降泄，清胃泄胆而不伤中，开郁降气而不伐脾，去实不伤正，清邪热不化燥。在方中竹茹可清热养阴，和胃降逆，又可制黄芩、黄连苦寒损阳劫阴之弊。三药相伍，相辅相成，使胃火清，胃阴复，胃气降，诸症自消。

半夏味辛，性温，归脾、胃、肺经，且辛散温通，燥湿行气，一可燥湿祛痰，二可消痞散结，三可降逆止呕。厚朴味苦、辛，性温，归脾、胃、肺、大肠经，本品芬芳馥郁，辛开苦降，一可行脾胃气分之滞，化中焦郁滞之湿，行气消胀，醒脾化湿；二可善破脘腹内留之滞，导胃肠停滞之积，导滞除痞；三可散胸腹一切阴凝滞气，温中泻满行气止痛。陈皮味辛、苦，性温，归脾、肺经，可行气健脾，燥湿化痰。《本草纲目》曰："陈皮，苦能泻能燥，辛能散，温能和。陈皮治百病，总是取其理气燥湿之功，同补药则补，同泻药则泻，同升药则升，同降药则降。"枳壳味苦、辛，微寒，归脾、胃经，且气香味厚，性气平和缓，走而不守，善泻胃实以开坚结，行瘀滞而调气机，可行气消积，开结除痞。紫苏梗味辛，性温，归肺、脾、胃经，且芳香气烈，性善通达，能行滞气，开胸膈，醒脾胃，化痰饮，解郁行滞而不破，温胃醒脾而不燥，可理气宽中，消胀除痞。五药相伍，辛开苦降，消痞散结，重点解决湿阻气滞的问题。气机畅则健运复，健运复则湿邪除，湿邪去则痰无源。气畅中和，诸症自愈。

【功效主治】辛开苦降，清热化湿，理气和胃。适用于脾寒胃热、湿阻气滞所致的胃炎。

◆方十四　国医大师朱良春

【处方】生黄芪120g，莪术45g，潞党参90g，怀山药90g，鸡内金60g，刺猬皮60g，生蒲黄60g，五灵脂60g，徐长卿60g，炮山甲45g，木蝴蝶45g，凤凰衣45g，甘草30g。

【用法】上药共研极细末，每日3次，每次服3g，饮前半个小时服。

【加减】偏阴虚加北沙参、枸杞子、麦冬各60g，生白芍90g；偏阳虚加高良姜、炒白术各60g，荜茇45g；有郁热加蒲公英90g。

【功效主治】益气舒胃。主治慢性萎缩性胃炎。

◆方十五　国医大师何任

【处方】延胡索20g，白芍20g，生甘草10g，川楝子10g，蒲公英30g，沉香曲10g，乌药10g，制香附10g，海螵蛸10g，郁金10g，炙刺猬皮15g，九香虫6g，玉米须30g。

【用法】水煎服，每日1剂。

【方解】方中川楝子味苦，性寒，归肝经，且性主降泻，能疏肝郁，清肝火，止疼痛，除湿热，以清热舒肝，行气止痛；延胡索味辛、苦，性温，归肝、胃经，且温而和畅，辛润走散，能畅血脉，消瘀血，散滞气，行壅结，通经络，止疼痛，既可行血中之气滞，亦可通气中之血滞，其性和缓，不甚峻猛，为止痛之要药，如《本草纲目》常用其碾末温酒调服，治疗胃痛。白芍味苦、酸，性微寒，归肝、脾经，且苦酸而阴柔，入肝经血分，能化阴补血，和营敛阴，一可补肝血而养经脉，敛阴精以和营卫，为肝家要药；二可调肝血而缓挛急，濡筋脉而柔肝止痛，为止痛上品。甘草味甘，性平，归十二经，且味厚气浓，其性平和，一可益气补虚，缓中健脾，通行百脉，滋养五脏；二可缓中补虚，调和药味，缓解峻猛，固护正气。沉香味辛、苦，性微温，归脾、胃、肾经，可行气止痛，温中止呕，纳气归元。乌药味辛，性温，归脾、肺、肾、膀胱经，且辛开温通，上行脾肺，下达肾与膀胱，通理上下诸气，能顺气降逆，宽中快膈，疏散凝滞，散寒止痛。香附味辛、微苦，性平，归肝、脾、三焦经，辛散苦降，芳香性平，能疏肝气、解郁结、宽胸膈、调脾胃、除痞胀、进饮食，可上行胸膈，下走肝肾，散一切气，解一切郁。炙刺猬皮味甘，性温，归肝、胃经，可理气止痛，化瘀和胃。九香虫又名蜣螂虫，味咸，性温，归肝、脾、肾经，可理气止痛，温中助阳，乃治疗气滞血瘀疼痛之良药，临床常广泛用于治疗各种疼痛。如治胸胁脘痛，可用九香虫90g，炙全蝎60g，研末，蜜丸，每丸重3g，每次半丸，每日2次。蒲公英味苦、甘，性寒，归肝、胃经，能解火郁、化热毒、泄湿热、散滞气、通络道、消痈肿，其性平和，有苦泄而不伤正，清热而不伤胃阴的特点。海螵蛸味咸，性微温，归肝、肾经，且体轻质脆，咸温善敛，可燥湿制酸。玉米须，味甘、淡，性平，归肾、胃、肝、胆经，可利尿消肿，消利肝胆，现代药理研究证明，玉米须具有良好的利尿、利胆、保肝、降血脂、止血、抗菌等作用。

【功效主治】疏肝解郁，健脾和胃。适用于肝胃不和所致胃炎。

◆方十六 国医大师何任

【处方】太子参20g，姜半夏10g，黄芩10g，黄连4g，干姜6g，白扁豆30g，延胡索20g，白芍15g，生甘草6g，川楝子10g，蒲公英30g，沉香曲10g，平地木10g。

【用法】水煎服，每日1剂。

【方解】方中姜半夏味辛、苦，归胃经，辛开散结，苦降止呕，以除脘胀痞满呕哕为君；以干姜辛温祛寒，黄芩、黄连苦寒泄热为臣；太子参、甘草补益脾胃，调和诸药为佐使。辅以厚朴味辛、苦，性温，归脾、胃、大肠经，且芬芳馥郁，性温而燥，一可行脾胃气分之滞，化中焦郁滞之湿，行气消胀，醒脾化湿；二可苦降泻实，行气消胀，导滞除痞，以破脘腹内留之滞，导肠胃停滞之积；三可温中止痛，散胸腹一切阴凝滞气，温中泻满行气止痛。白扁豆甘、淡，性平，归脾、胃经，且甘平气香，能疏脾升胃，化清降浊。诸药相配，寒热并用，辛苦共进，补泻同施，共奏泻心（开胃）消痞，补中扶正，调和寒热之功。寒热除，肠胃通，正气复，诸症自愈。

方中川楝子味苦，性寒，归肝经，且性主降泄，能疏肝郁、清肝火、止疼痛、除湿热，《珍珠囊》曰："主上下部腹痛，心暴痛。"延胡索味辛、苦，性温，归肝、胃经，且温而和畅，辛润走散，能畅血脉、消瘀血、散滞气、行壅结、通经络、止疼痛。方中白芍味苦、酸，性微寒，归肝、脾经，且苦酸阴柔，入肝经血分，一可化阴补血，和营敛阴，补肝血而养筋脉，敛阴精以和营卫，为肝家要药；二能补能泻，补肝血、敛肝阳、疏脾土，调血以缓挛急，舒筋脉以柔肝止痛。故该药常用来治疗各种疼痛。甘草味甘、性平，归十二经，且味厚气浓，能益气补虚，缓中健脾，通行百脉，滋养五脏，调和诸药，固护正气。蒲公英味苦、甘，性寒，归肝、胃经，且能解火郁、化热毒、泄湿热、散滞气、通络道、消痈肿，且其性平和，有苦泻而不伤正、清热而不伤阴之特点。平地木味甘，性平，归肝、脾经，性主走散，能散瘀血、消癥瘕、和血止痛。沉香味辛、苦，性微温，归脾、胃经，可行气止痛，降逆止哕。三药相伍，温润平和，清中有降、共奏消热利湿，和胃降逆之功。湿热祛，胃气和，诸症自愈。

【功效主治】清热理气，止痛和胃。适用于气滞血瘀所致胃炎。

◆方十七　国医大师李玉奇

【处方】党参15g，白术10g，茯苓15g，半夏10g，陈皮12g，木香10g，砂仁10g，枳壳10g，神曲12g，佩兰10g，川厚朴10g，炙甘草3g。

【用法】每日1剂，水煎服。

【方解】方中党参、白术、茯苓、甘草乃益气补中、健脾养胃名方四君子汤，在方中可强健中州，补益脾胃；加入陈皮、半夏乃治疗脾胃虚弱兼痰湿之名方六君子汤（《医学正传》）。陈皮味辛、苦，性温，归脾、肺经，其气香质燥，入脾胃气分，能和中消胀，健脾开胃，消食导滞，燥湿化痰，温胃止呕。半夏味辛，性温，归脾、胃、肺经，其辛散温燥，开泻滑利，既可运脾燥湿，祛痰除垢，又可温中散寒，和胃止呕。方中木香味辛、苦，性温，归脾、胃、大肠经，其芳香浓烈，善开壅导滞，升降诸气，能醒脾开胃，疏肝理气，消积导滞，散寒止痛，为行气止痛之要药。砂仁味辛，性温，归脾、胃经，其气味俱厚，辛散温通，能醒脾和胃，快气和中，其辛香馥郁，温而不燥，利而不破，善能利气快膈，通达三焦，一可温脾和胃，二可行气化湿。枳壳味苦、辛，性微寒，归脾、胃经，其气香味厚，走而不守，善泻胃实以开坚结，行瘀滞而调气机，能破气滞以行痰湿，消积滞以通痞塞。厚朴味苦、辛，性温，归脾、胃、肺、大肠经，其芬芳馥郁，性温而燥，可行脾胃气分之滞，化中焦郁滞之湿，善破脘腹内留之滞，化胃肠停滞之积。

在方中又配伍了佩兰、神曲两味药物。佩兰味辛，性平，归脾、胃经，其芳香，为皮之所甚，其气辛散而伐肝木，轻清上浮而宣肺系，尤以醒脾化气，疏肝行滞，利水除湿见长。

【功效主治】健脾补中，行气化湿。适用于脾胃气滞、气滞湿阻所致胃炎。

◆方十八　国医大师李玉奇

【处方】太子参15g，麦冬10g，五味子10g，白术15g，石斛15g，北沙参15g，杭白芍15g，乌梅10g，山药15g，枸杞子10g，谷芽15g，竹茹10g，甘草10g。

【用法】每日1剂，水煎服。

【方解】方中太子参、麦冬、五味子三药各有特性，太子参补气养阴生津，麦冬和胃生津，五味子益气，三药各有侧重，相得益彰。一补一清一敛，共奏益气养阴、和胃生津之功。脾气健胃阴复则病因得降。乌梅味酸、微涩、性温，既与北沙参、石斛共担酸甘化阴之任；同时本验案又有心慌、气短等心肺阴亏，阴不敛阳，心气浮越之证，而乌梅酸甘化阴的同时，又能收敛心肺之气。北沙参甘寒微苦，守而不走，能入胃清热生津而强阴，退热保胃以生气，为养胃阴，退虚热、生胃气之要药；石斛又是救胃生津之上品，胃阴得复，则津血丰盈，脉络畅利，诸症自消。在方中配用了白术、山药、枸杞子，以脾胃同调。白术可健脾胃助其化源，山药具补脾养胃、益肺固肾、养阴生津之功。而配用枸杞子，寓意更深，其味甘气平，质地滋润，能补肝血、益肾精、扶阳气、壮筋骨、润五脏，为养血补精之要药，固肾强脾之上品。

方中白芍味酸，性寒，能补能泻，补肝血、敛肝阳、疏脾土、调肝血以缓挛急，可健脾柔肝，缓急止痛；甘草可补益脾胃，和中缓急。二药合用，共奏酸甘化阴，敛阴和血，解痉止痛之功。竹茹体轻微寒，味苦而甘，泻胆而不伤中，开郁降气而不伐脾，去实邪不伤正，邪热不化燥，为和降胃气之良品。谷芽具升发之性，善启清阳以消壅滞而降浊逆，能快脾胃、益消化、下滞气、其性缓和，有消而不伤正的特点。

【功效主治】酸甘化阴，益气和胃。适用于胃阴虚、胃失濡润和降所致的胃炎。

◆方十九　国医大师朱良春

【处方】生黄芪30g，参三七粉（分吞）2g，木蝴蝶6g，莪术6g，凤凰衣6g，甘松10g，鸡内金10g，徐长卿10g。

【功效主治】补中益气，祛瘀通络。适用于中虚已久、瘀阻脉络、气机不利所致胃炎。

【按】慢性胃炎多见脾胃虚弱、气机郁滞证，故益脾养胃、调理气机为本病的基本治疗大法。益脾养胃主要是补益脾气和滋养胃阴。由于肝郁、热壅及食积等均可导致中气郁滞，所以调中理气又需酌情兼以疏肝、泄热、化湿、消导之法。若胃络瘀阻，则疼痛顽固难愈，可酌予活血化瘀、通络止痛。

老年性慢性胃炎与消化性溃疡的证治大同小异，且两者可以合并发生，故临床处理可以互参。但两病毕竟同中有异，临证处理时应有所区别。与消化性溃疡相比，慢性胃炎本虚证较为突出，阴虚者更多。少见寒饮内停及泛吐酸水，多见胃酸缺乏，治疗用药尤需平和。

据临床观察，浅表性胃炎多见肝胃气滞、肝胃郁热及寒热错杂证；萎缩性胃炎多见胃阴不足、脾胃虚弱及气滞血瘀证；肥厚性胃炎多见气滞血瘀及脾胃虚弱证。其中，老年人最易患萎缩性胃炎，且多由浅表性胃炎发展转化而来，并且有癌变危险。临床应抓其脾气虚、胃阴虚、气滞、血瘀、热郁为基本病理变化，分别采用健脾、养胃、理气、化瘀、清热等法进行治疗。萎缩性胃炎常合并有胃腺异型增生及胃酸缺乏。治疗胃腺异常增生，可在辨证施治的基础上，加用活血化瘀药如丹参、赤芍、土鳖虫、九香虫、乳香、没药、莪术等，或辅以祛腐消痈生肌药，如蒲公英、败酱草、半边莲、半枝莲、紫花地丁、五倍子、大血藤、白薇等，促进胃酸分泌，可运用甘寒生津法和酸甘化阴法，或配合益气健脾及滋养脾阴法。临床常用的酸味药有乌梅、五味子、山楂、木瓜、醋延胡索等，可据证选用。若在病变过程中突然发生出血或便血，宜凉血止血或活血止血、益气摄血。若发现癌变，可按胃癌处理。

（十四）细菌性痢疾

本病是由痢疾杆菌所引起的一种夏秋季常见的肠道传染病，以发热、腹痛、里急后重和泻下脓血黏液便为主要临床表现，也可出现惊厥、昏迷，甚至休克。

◆方一　国医大师颜正华

【取穴】天枢（双）、下脘、关元、足三里（双）、神阙。

【操作】前四穴进针得气后，施以捻转提插平补平泻手法。腹部穴位针感向四周扩散，下肢穴针感向上下传导，留针30分钟，在留针期间每隔10分钟行针1次。神阙穴隔盐大艾炷（每艾炷用艾2g）灸2壮。一般每日1次，若大便次数在5次以上者，每日上、下午各针灸1次，连续治疗5～9天。慢性痢疾以艾灸为主，即下脘、神阙、关元穴隔盐艾灸3壮，天枢、足三里针刺，施以补法，每日1次连续7～14日。

【方解】天枢为足阳明胃经穴，又为大肠之募穴，疏调肠腑，理中气消积滞。关元、下肢为任脉经穴，前者为足三阴经与任脉的交会穴，又为小肠之募穴；后者为足太阴脾经与任脉交会穴，疏通肠胃，理气导滞，清化湿热。足三里为足阳明胃经合穴，又为胃腑下合穴，合治内腑，调理脾胃，鼓舞中土，培生化之源；中气健旺自能化生气血。神阙为任脉经穴，用艾炷隔盐灸，温通元阳，补益肾气，健运肠胃，化湿热祛积滞。共奏清热除湿，理气导滞，固本补虚，平复阴阳之功。

【加减】发热加大椎、曲池；腹痛剧烈，小便短赤者加三阴交针刺。

【功效主治】通肠导滞，清热利湿。主治大便脓血、量少次多，腹痛、里急后重，或下痢时发时止，日久不愈，苔腻，脉沉数。

◆方二　国医大师邓铁涛

【原料】新鲜番石榴叶30片（干品15～30g）。

【功效主治】消炎止泻。主治肠炎泄泻，细菌性痢疾。

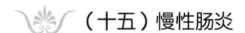

（十五）慢性肠炎

慢性肠炎主要包括慢性溃疡性结肠炎、过敏性结肠炎、急性肠炎未治愈而演变成慢性肠炎等。慢性肠炎的基本病理改变是肠黏膜充血、水肿或浅表溃疡等。其主要症状有腹部膨胀伴隐痛，大便稀薄并含有黏液，有的甚至含有少量脓血，排便次数增多，每日2次或3次或更多。

◆方一　国医大师邓铁涛

【处方】木香（后下）5g，川黄连5g，柴胡10g，白芍15g，枳壳6g，甘草5g，太子参30g，白术15g，茯苓15g。

【加减】腹痛明显者加砂仁、延胡索，救必应；泄热较甚者加番石榴叶15～30g；纳差者加麦芽、鸡内金、布渣叶；久泻不止者加赤石脂30g，补骨脂10g。

【功效主治】健脾疏肝，行气止痛。主治慢性结肠炎。

◆方二 国医大师李振华

【处方】炒白术10g，茯苓15g，泽泻12g，猪苓10g，桂枝5g，苍术10g，川厚朴10g，五味子20g，补骨脂20g，吴茱萸5g，煨豆蔻10g，炒薏苡仁30g，诃子肉12g，木香6g，黄连6g，地榆炭15g，海螵蛸10g，干姜8g，甘草3g，大枣5枚。

【用法】每日1剂，水煎服。

【方解】五苓散（猪苓、茯苓、白术、泽泻、桂枝）渗湿利水，补益脾胃，为君药。四神丸（补骨脂、吴茱萸、五味子、肉豆蔻）温补脾胃，助阳化湿，为臣药。川厚朴、苍术、炒薏苡仁、黄连、木香合用，燥湿健脾，行气除满；诃子肉、地榆炭、海螵蛸、干姜温肾助阳，收敛固精，以上共为佐药。甘草、大枣合用甘温归脾、胃经，补益脾胃，调和诸药为使药。诸药合用，共奏利水渗湿，温肾健脾，敛精固脱，涩肠止泄之功。

◆方三 国医大师张琪

【处方】乌梅20g，当归15g，生晒参15g，山药15g，桃仁15g，牡丹皮15g，赤芍15g，附子10g，川花椒10g，黄连10g，黄柏10g，桂枝10g，三七10g，干姜5g，细辛5g。

【方解】乌梅酸敛生津、涩肠止泻；黄连、黄柏苦寒泻火、燥湿清热；肾阳的主要生理功能有三，助胃腐熟水谷，助脾化气行水，助膀胱蒸腾化气，该病缠绵难愈，久病及肾，故用附子、干姜、川花椒、细辛、桂枝振奋肾阳，温中祛寒；人参、当归补益气血，健脾安中；乌梅与黄连、黄柏、干姜配伍辛开苦降，调和中焦。同时，因久病入络，活血化瘀为治疗该病的又一重要环节。张老还擅长在乌梅丸的基础上加入三七、桃仁、牡丹皮、赤芍等化瘀之品。

【功效主治】除湿化瘀，温补脾肾。适用于脾胃不和、寒热交错、湿瘀所致结肠炎。

◆方四 国医大师朱良春

【处方】口服：仙鹤草30g，煅花蕊石20g，木槿花12g，徐长卿15g，地榆炭10g，血余炭10g，诃子肉10g，炒白术10g，怀山药30g，甘草6g。

且据临床症状随证加减。并配以外治灌肠方。

【处方】白头翁15g，秦皮15g，地榆炭15g，槐花炭15g，生白芍15g，地锦草

30g, 川黄柏10g, 炒乌梅10g。

【用法】煎取200ml, 加锡类散1支, 保留灌肠, 每日1次, 每次1小时, 时间亦可依具体情况而定。

【功效主治】益气和血, 运脾固摄。适用于慢性结肠炎。

◆方五　国医大师郭子光

【处方】炮姜12g, 党参15g, 炙甘草6g, 附子12g, 乌梅12g, 黄连3g。

【用法】每日1剂, 水煎服。

【方解】方中党参甘温入脾, 补中益气, 强壮脾胃为主药; 由虚致寒, 寒者热之, 炮姜辛热, 温中而扶阳气, 故以为辅药; 脾虚则生湿, 故配以甘辛温之白术为佐药, 燥湿健脾, 三药一温一补一燥, 配合精当, 相得益彰; 在用炙甘草为使药, 补中扶正, 调和诸药。共成温中祛寒、补气健脾之剂。但脾阳虚日久必损及肾阳, 故郭老在方中又伍以附子, 以温肾阳助脾阳, 以增强其回阳祛寒之力, 与党参共为方中主药。乌梅味酸, 微涩, 性温, 归肝、脾、肺及大肠经; 而黄连味苦, 性寒, 归心、肝、胆、胃及大肠经。二者虽一温一凉, 但功用相近, 均为治泄痢之圣药。黄连能清热燥湿厚肠, 治湿热下痢泻不止。

【功效主治】温中散寒, 健脾益气, 清热。适用于脾阳不运、郁热内伏所致的急性肠炎。

◆方六　国医大师何任

【处方】黄芪30g, 炒白术15g, 陈皮10g, 升麻6g, 柴胡10g, 生晒参9g, 炙甘草10g, 当归身10g, 无花果30g, 大枣30g, 马齿苋30g。

【用法】每日1剂, 水煎服。

【方解】方中黄芪能益脾补肺, 振奋元阳, 健中州、升清阳、补肺气、行血脉、布精微、养脏腑、统血液, 为补气升阳之良品。辅以人参、白术、炙甘草益气健脾, 合主药以益气补中, 燥湿和胃; 佐以陈皮理气和胃, 当归养血和营, 柴胡、升麻协助主药以升提下陷之中气。柴胡、升麻两味药物, 其用尤良。柴胡功专升阳举陷, 本品轻清升散, 能疏解肝胆之郁遏, 而升举少阳之清气, 升麻其性主升, 善提清气, 升阳气, 清气在下者能升之, 阳气下陷者能举之, 为升阳举陷之要药。在方中又配用了无花果、石榴皮、诃子等涩肠止泻以治其标。其中伍以石榴皮、诃子尤见其匠心独运。石榴皮味酸、涩，性温，归大肠经，能涩肠止泻，收敛止血，是治疗久泻久痢之良药。

【功效主治】升举脾气，理肠止泻。适用于脾虚清气下陷所致结肠炎。

◆方七　国医大师周仲瑛

【处方】仙鹤草30g，桔梗6g，白桂花9g，炒白术9g，生白芍9g，广木香5g，炒槟榔2g，乌梅炭4g，甘草4g。

【加减】慢性结肠炎伴有肝郁气滞者去槟榔，加柴胡4g，萆薢5g，秦艽9g；泄泻日久体虚气弱而腹胀不显著者去槟榔、木香，加党参12g，炙黄芪15g，炙麻黄4g；腹痛甚者重用白芍（15～30g）与甘草（9～15g）；湿热明显者加地锦草30g，白头翁10g。

【功效主治】补脾利湿，清热。适用于脾虚湿热所致肠炎。

◆方八　国医大师朱良春

【处方】仙鹤草30g，桔梗6g，木槿花12g，炒白术12g，乌梅炭5g，诃子肉12g，炙黄芪15g，党参10g，升麻5g，柴胡5g。

【功效主治】健脾，利湿，清热。适用于结肠炎。

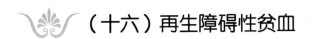

（十六）再生障碍性贫血

再生障碍性贫血是一种获得性骨髓造血功能衰竭症，主要表现为全血细胞减少和贫血、出血、感染综合征。

◆国医大师周仲瑛

【处方】潞党参15g，枸杞子12g，炙龟甲10g，鹿角片10g，炙黄芪30g，当归12g，山茱萸10g，菟丝子15g，鸡血藤20g，仙鹤草15g，熟地黄10g，女贞子10g，墨旱莲12g，红景天10g，灵芝5g，焦白术10g，茯苓10g，炙甘草3g，生地榆12g，肿节风20g，花生衣15g，川石斛10g，黑料豆10g。

【用法】每日1剂，水煎，早、晚分服。

【功效主治】滋补肝肾、凉血化瘀。适用于肝郁、营血伏热所致再生障碍性贫血。

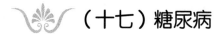

（十七）糖尿病

> 　　中医学对糖尿病的认识最早，比之世界各国记载的早千余年。早在《黄帝内经》中就有"消渴"的记载和描述。唐代王焘（约公元8世纪中叶）著《外台秘要》中述："消渴者，原发其病，则由肾虚所致，每发即小便至甜。"又说："虽能食多，小便亦多，而渐消瘦"等。而且流传下来有许多防治糖尿病的有效方药。近年来，随着现代科学的飞速发展，中医药防治糖尿病从宏观到微观机制渐趋深入，它有着现代化学合成药物无法替代的优势。现代医学将糖尿病分为两大类，依赖胰岛素糖尿病为最多。在辨证治疗糖尿病患者几十年中发现，气阴两虚型患者为最多见。所以"阴虚是糖尿病发生的实质，脾虚是糖尿病不愈的根本，血瘀是糖尿病并发症产生的关键"。

◆方一　国医大师邓铁涛

【处方】山药90g，泽泻10g，茯苓15g，山茱萸12g，生地黄12g，熟地黄12g，牡丹皮10g，玉米须30g，仙鹤草30g，黄芪30g。

【功效主治】益气养阴，降糖止渴。主治糖尿病。

◆方二　国医大师周仲瑛

【处方】藿香10g，佩兰10g，泽兰10g，川黄连4g，川石斛10g，厚朴3g，太子参10g，法半夏10g，紫苏叶10g，陈皮6g，砂仁（后下）3g，炒谷芽10g，炒麦芽10g，炙鸡内金10g，炒神曲10g。

【功效主治】补脾益肾，清利湿热，生津益气。适用于脾胃虚弱、湿热中阻、津气两伤的糖尿病。

◆方三　国医大师周仲瑛

【处方】大生地黄15g，玄参12g，大麦冬12g，太子参10g，天花粉12g，知母10g，地骨皮20g，黄连5g，炙僵蚕10g，泽泻12g，鬼箭羽15g，佩兰10g，泽兰10g，炙水蛭3g，桑寄生15g，玉米须15g。

【功效主治】补气养阴，祛湿清热，活血通络。适用于气阴两虚、湿热内蕴、久病络瘀所致的消渴病。

◆方四　国医大师周仲瑛

【处方】生地黄12g，玄参12g，麦冬12g，天花粉15g，制大黄5g，鬼箭羽15g，桃仁10g，丹参15g，芒硝（冲）5g，知母10g，炙僵蚕10g，炙水蛭3g，地龙10g，木瓜10g。

【用法】水煎服，每日1剂，分2次服。

【方解】方中用生地黄、玄参合用清热泻火，滋水养阴，为君药。大黄、知母、天花粉合用清热泻火、滋阴润燥，为臣药。大黄、玄参、麦冬、生地黄、芒硝合用，乃《温病条辨》增液承气汤，以清热养阴，润肠通便；丹参、桃仁、鬼箭羽、水蛭、地龙通利血脉，凉血化瘀；僵蚕、木瓜合用，息风止痉、舒筋活络、解毒散结，共为方中佐药。诸药合用，共奏清热泻火、养阴生津、凉血化瘀、润肠通便之功。

【功效主治】清热通腑，凉血化瘀。适用于痰热互结所致糖尿病。

◆方五　国医大师周仲瑛

【处方】黄芪30g，太子参30g，丹参15g，赤芍12g，当归尾6g，牛膝15g，威灵仙9g，桃仁9g，红花6g，土鳖虫6g。

【方解】本方重用人参、黄芪益气补气，以统血行血之帅权。赤芍、当归尾、桃仁、红花活血祛瘀，通络止痛，配合丹参通利血脉，共奏祛瘀利脉之功。加入牛膝一味，引药下行，直达病所。此外，还选用土鳖虫，取其善走窜经脉以更好地发挥活血通脉的作用，并有威灵仙以佐之，增强其效力。如脾肾两虚则选加怀山药、茯苓、杜仲、川续断等温补脾肾；如郁久化热则用牡丹皮、忍冬藤以清络热。脉络郁结可用豨莶草、鸡血藤以舒筋通络。

【功效主治】益气活血，祛瘀通络。适用于气滞血瘀所致糖尿病的下肢疼痛。

◆方六　国医大师周仲瑛

【处方】海桐皮12g，细辛3g，祁艾叶12g，荆芥9g，吴茱萸15g，红花9g，桂枝9g，川续断9g，当归尾6g，羌活9g，防风9g，生川乌12g。

【用法】加生葱5根，生姜12g，同煎后加米酒、米醋各50g热洗患处，每日2次。

◆方七　国医大师邓铁涛

【处方】生川乌12g，吴茱萸、艾叶、海桐皮各15g，川续断、独活、羌活、防风各10g，川红花、当归尾、荆芥各6g，细辛5g，生葱4条（全株洗净）切碎，米酒、米醋各30g。

【用法】将药液煎成2000ml，分两次，每次用1000ml，药液不重复使用。

1. 熏洗法

适用于糖尿病足0级（指无开放性病变，但有明显供血不足）。测药液温度40℃，浸洗患足及下肢20分钟。水温下降时，可随时加温，使药液保持温度。每天2次。根据病情需要，药汤可浸到踝关节或膝关节以上部位。

2. 湿敷法

适用于有开放性伤口需要避开伤口者。用消毒纱布7～8层或干净软布数层蘸药汤，趁热摊敷在患处，注意不要烫伤，另用一块消毒纱布不断地蘸药汤淋渍患处，持续淋渍20分钟。

【功效】活血，通络，生新。

◆方八　国医大师邓铁涛

【原料】百合10g，秋梨1个，罗汉果去壳取肉10g。

【做法】将梨削皮去核，将百合、罗汉果肉纳入其中，置于盅碗内，在碗中加适量清水，放入锅中隔碗蒸煮45分钟。

罗汉果味甘，性凉，有清热润肺、润肠通便之功效，口感清甜，含糖量低，作为汤饮原料，一般不会影响血糖，是非常适合儿童和糖尿病患者的甜味剂。

【按】本病早期无症状，症状期典型表现为多食、多饮、多尿、烦渴、善饥、消瘦、疲乏无力等，但老年糖尿病的临床症状往往不典型，甚或无明显症状，而并发症倒可能很突出，甚至以此而就医，诊断时应当注意。其常见并发症有高血压病、动脉硬化、脑卒中、冠心病、肝功能障碍、感染，以及视网膜病、白内障、糖尿病性肾病、糖尿病性神经病变、糖尿病性昏迷。

治疗方面，由于本病基本病理以阴虚为本，燥热为标，久则逐渐损及元气精血，甚至由阴及阳，故其基本大法为清热生津，益气养阴。具体运用时还当区别上、中、下三消的主次及燥热与阴虚的标本轻重来处方选药。若患者年迈病久，阴阳气血俱损，则当阴阳气血并补，既清热生津，又益气养血。老年人脾胃气虚，罹患本病后善饥不能食、口渴不引饮、神疲乏力者甚多，常用健脾益气之七味白术散为治。若患者便溏腹胀，宜用白术、党参之类健脾止泻；便泄甚，为脾阳不足，稍佐炮姜、白术甘温扶脾；腹胀用吴茱萸、炒黄连、白芍等泄肝；便秘者宜润肠通便，而不可滥用芒硝、大黄通腑。若遇使用大剂滋阴清热药而燥渴反甚，此乃纯阴无阳之候，强遏则阳气反陷液愈不升，非佐附桂，不足以力挽。

糖尿病之上消、中消症，症情尚属初起或较轻缓阶段，大多属非胰岛素依赖型，用药物治疗，单纯控制饮食和进行适当的体疗也能缓解病情；下消症则病情相对严重，其阴阳两虚证候，常见于合并肾小球硬化等症，病势已趋深重，多需中西医结合治疗。另据现代药理研究报道，山茱萸、山药、人参、黄芪、玉竹、枸杞子、天冬、葛根、天花粉、知母、黄柏、黄连、何首乌诸药均具有降血糖作用，可结合辨证，分别选用。唯本病的治疗多难速效，患者必须坚持用药，方可缓慢收功。

（十八）痛　风

痛风为嘌呤代谢紊乱和尿酸排泄障碍所致血尿酸增高的一种特异性疾病。其临床特点是高尿酸血症，尿酸盐沉积于关节及关节周围和皮下组织，关节炎反复发作。本病患者的主要临床表现可见关节红、肿、热、痛，特征为慢性关节炎和关节畸形，常累及肾引起慢性间质性肾炎和肾尿酸结石形成，严重者可出现关节致残、肾功能不全。高尿酸血症是痛风最重要的生化基础，5%～12%的高尿酸血症最终可发展为痛风，血尿酸的升高不仅与痛风发病密切相关，而且可能增加心血管疾病的危险性。中医学古代亦有"痛风"病名，多指痹痛久而不愈，与现代痛风病并不完全一致，可归属于中医"历节""痹症"等范畴。

◆方一　国医大师路志正

【处方】柴胡12g，白芍10g，炒苍术10g，陈皮10g，炒枳壳12g，泽兰12g，土茯苓15g，萆薢15g，醋香附10g，益母草15g，甘草4g，生姜2片。

【方解】方中柴胡、陈皮、枳壳疏肝行气，理中和胃，均为主药；白芍、香附和血通络，濡筋止痛，辅助主要药物更好地起到疏肝解郁作用；甘草调和诸药为使。诸药合用，共奏疏肝行气、活血止痛之功。

益母草，味辛、苦，性寒，归肝、脾经，且辛开苦降，专入血分，能行瘀血，散恶血，生新血，行血而不伤新血，养血而不留瘀滞，且能滑利善长，能清血热、解热毒、利水道、消水肿，在方中能活血祛瘀，利水解毒。泽兰，味苦、辛，性微温，归肝、脾经，且辛散微温，善入肝脾，能和气血，利筋脉，破宿血，消癥瘕，通肝脾之血，利营卫之气，行而不峻，与补药同用则消中有补，不损正气，且味辛芳香，可散可行，能悦脾气，助运化、利水湿、通九窍，在方中能活血通络，利水消肿。萆薢，味苦，性平，归肝、胃经，且质轻气清，善泄阳明之湿而固下焦坚水脏，宣通百脉以分清别浊，能渗湿热，益肾气、强水脏；且气薄味苦，善走气分，能祛风除湿，舒经活络，补肾强骨。土茯苓，味甘、淡，性平，归肝、胃经，且气薄味攻毒邪，能清血毒，剔毒邪，除痛肿；且能祛风胜湿。苍术，味辛、苦，性温，归脾、胃经，且辛香燥烈，走而不守，能开肌腠以发汗，健脾胃以燥湿，陈秽浊以悦脾，解湿郁以快气，且气味雄厚，功彻上下，能燥三焦之湿，搜肌腠之风，在方中能燥湿健脾，祛风胜湿。厚朴，味苦、辛，性温，归脾、胃经，且芳香馥郁，性温而燥，可行脾胃气分之滞，化中焦郁滞之湿，具行气消胀，醒脾化湿之功；且能温中止痛，善散胸中一切阴凝之气，理中泻满行气止痛。薏苡仁健脾渗湿，宣痹通络。如此配伍，则湿去热清，浊消毒泻，气顺腑通，脉络畅利，诸症自愈。用柴胡升其脾之清阳，使清阳周流，水精布散，用枳壳降其胃中之浊阴，使浊阴下泻，糟粕外达。配以杏仁降肺气以通脏腑。如此则升降相宜，气机畅达，湿热瘀毒之邪可去。而肝气郁结，郁而化火，或湿热内蕴，积热化火，均可使营阴被灼，筋脉失濡，致筋脉拘急而痛。故路老在方中用白芍甘草相伍，取芍药甘草汤义酸甘化阴，以养阴生津，和里缓急。

【功效主治】疏肝和胃，理脾化湿。适用于肝胃不和、脾虚湿盛所致的痛风性关节炎。

◆方二　国医大师路志正

萝卜250g洗净切块，植物油50g同煸，继加柏子仁30g，水500ml，同煮至熟，加盐少量，食萝卜及汤。适用于痛风发作时。

（十九）甲状腺功能亢进症

> 甲状腺功能亢进症又称甲亢，是以甲状腺激素水平增高为特征的一组疾病，临床以多食、消瘦、怕热、多汗、心悸、急躁、易激动等代谢增高、神经兴奋症状群为主要表现。病因多种，其中以弥漫性甲状腺肿伴甲亢最为常见，约占甲亢中的90%，故主要讨论弥漫性甲状腺肿伴甲亢。目前，多数认为本病是一种属于第Ⅴ型变态反应的自身免疫性疾病。多于20－40岁发病，以女性多见。男女比例1：（4～6），大多数起病缓慢，病情渐进，常因精神刺激、创伤及感染等应激情况而诱发本病或病情加重。典型的临床表现包括甲状腺激素过多引起的代谢增高和神经兴奋两大症状群以及免疫功能紊乱导致的弥漫性甲状腺肿、突眼和局限性黏液性水肿等征象。中医学虽无甲亢相对应的病名，但因中医学称甲状腺肿为瘿病，故常常把本病亦归入中医瘿病的范围。然而，据其临床症状特点来看还涉及中医学之心悸、不寐、郁证、汗证、痰证、虚劳等内伤杂病的范围。盖古人有"痰为百病之母""痰生百病""百病多为痰作祟"之说法，朱丹溪更是强调杂病论治以气血痰郁为纲。

◆国医大师任继学

【处方】羚羊角（先煎）2g，生地黄15g，白芍15g，黄药子15g，天竺黄20g，白蒺藜25g，沉香15g，香附10g，紫贝齿25g，莲子心15g，珍珠母50g。

【用法】水煎服，日2次，早饭前、晚饭后30分钟温服。或制成蜜丸每重9g，日服3次，每次1丸。服药期间停服一切中西药物。

【功效主治】平肝清热，消瘿散结。适用于甲状腺功能亢进者，症见心悸、汗出、心烦、消瘦、易怒、瘿瘤肿大、两眼突出、舌质红、苔黄干、脉弦数者。

【方解】方中羚羊角、生地黄、白芍平肝清热，为君；黄药子、天竺黄、白蒺藜降火息风、消瘿疾，为臣；沉香、香附理气散结，为佐；莲子心、珍珠母潜阳镇肝、安魂定魄，为使。诸药合用，共奏平肝理气、清热息风、消瘿散结之功效。

（二十）脂肪肝

什么是脂肪肝？"是肝变成脂肪了吗？""我没症状为什么也会是脂肪肝？""脂肪肝为什么这么多？"……

每逢进行健康体检，有的受检者被告知患脂肪肝时，便会听到这些疑问，一时成为热点话题。那么脂肪肝到底是怎么回事呢？

所谓脂肪肝，是指脂类（特别是三酰甘油）在肝细胞内过多堆积而言。正常人肝的总脂量，占肝重量的5%，内含磷脂、三酰甘油、脂酸、胆固醇及胆固醇酯。若总肝脂量超过肝重量的5%，即称脂肪肝；超过的越多，病情越重；最多可达肝重量的40%～50%。当然，肝绝不会全部变成脂肪。

脂肪肝是一个病理名词，严格地说，它不是一个独立疾病，而是某些因素（如肥胖等）和疾病的后果或并发症。就目前而言，引起脂肪肝最主要的原因，是长时间摄入高脂肪、高胆固醇和高糖类饮食，因营养过剩而发生的身体超重和肥胖。近年来，由于人们生活水平提高，进食高热量食物增多，肥胖者越来越多；与之相伴随，脂肪肝的发病率越来越高，成为当今的常见病和多发病。其次，某些药物和化学毒物（如四环素、吐根碱、砷、钴、银、汞、三氯化烯、四氯化碳、黄磷、乙硫氨酸、巴比妥、黄曲霉素和瓢蕈毒素等）的过量应用或频繁接触，大量饮酒，妊娠和某些影响脂肪代谢的疾病（如糖尿病、皮质醇增多症、甲状腺功能亢进症、垂体前叶功能亢进症、溃疡性结肠炎、克隆病、溃疡病和慢性肝炎等），也是脂肪肝的致病原因。

本病约半数患者无明显自觉症状，另半数有症状者，主要表现为：肝区不适、胀痛、食欲减退、恶心、呕吐、腹胀、肝大、下肢水肿、乳房发育、月经失调、睾丸萎缩、阳痿、末梢神经炎和舌炎等。少数患者可出现肝功能不全，血γ-谷氨酰转肽酶和谷丙转氨酶轻度增高，血浆蛋白总量降低等。

诊断脂肪肝的主要依据有：引起脂肪肝的因素（如肥胖、大量饮酒等）和疾病存在；有脂肪肝的某些临床表现（无临床表现者，不能完全排除脂肪肝）；血脂，尤其是三酰甘油检测增高；肝功能可能不正常；B超检查可能发现肝大，肝回声呈均匀的细小网点，全肝有反射较强的光点，俗称"亮肝"；肝穿刺活检，可发现肝细胞内外有大量脂肪浸润。

◆方一　国医大师周仲瑛

【处方】生何首乌15g，制黄精12g，生地黄12g，赤芍10g，牡丹皮10g，火麻仁10g，十大功劳叶10g，苍耳草15g，地肤子15g，紫草10g，僵蚕10g，防风10g，广地龙10g。

【功效主治】补肝益肾，清热息风。适用于肝肾不足、血热生风所致脂肪肝。

◆方二　国医大师周仲瑛

【处方】炒苍术10g，法半夏10g，制南星10g，海藻10g，泽兰10g，泽泻20g，炙僵蚕10g，炒莱菔子20g，荷叶10g，生山楂15g，鬼箭羽15g，天仙藤15g，马鞭草15g。

【用法】每日1剂，水煎服。

【方解】半夏味辛，性温，归肺、脾、胃经、燥湿祛痰、消痞散结；制南星味辛、苦，性温，归肺、脾、肝经，能涤痰燥湿、消肿散结；海藻能消痰逐瘀、软坚散结。在此用三味治痰祛瘀的同时，又伍以泽兰味辛、苦，微温，归肝、脾经，以活血通经，行水消肿，使血通水行，以绝生痰之源；泽泻，气味俱薄，味甘而淡，善泻伏水，是利水渗湿之良药。

莱菔子味辛、甘，性平，归脾、胃、肺经，能下气消壅以除积滞，开郁化气而破胀满，能消膨胀，攻积滞，化食积，健脾胃，且能开能降，涌上行下，善生发涌泄以通气道，下气消谷而除痰瘀癖，能行风气、祛热气、宽胸膈、化痰结、泻肠胃、利二便；伍以荷叶甘、淡，性平，归肺、脾、胃经，芳香轻散，能升清阳之气，又能利水祛湿。以上二药相合，上行下利，升降相宜，能使痰祛湿除，水走气升，浊消脂散，诸症自平。

【功效主治】燥湿化痰，活血利水。主治脂肪肝。

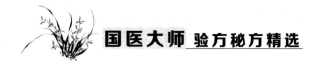

（二十一）病毒性肝炎

病毒性肝炎在我国的发病率较高，1986年统计为97.72/10万人，全国受肝炎病毒感染的人可能超过5亿人。目前常见的病毒性肝炎有5种，分为甲、乙、丙、丁、戊型肝炎。依传播途径不同，肝炎又可分为经消化道传播的肝炎和经血液、体液等传播的血清型肝炎。

经消化道传播的肝炎包括甲肝和戊肝。患者在潜伏期和发病期均可从大便排出肝炎病毒，环境污染，一旦吃进含有肝炎病毒的食物和水就会被感染。肝炎病毒对外界的抵抗力相对较强，乙醇、来苏水等消毒液不能杀灭。在卫生条件不健全，消毒不严格，餐具仅用一般洗涤剂、热水洗后重复使用的饭馆用餐，就很容易受肝炎病毒感染。肝炎病毒污染水源可致肝炎暴发流行，例如，新疆暴发的戊肝就是因为当地人习惯外出时带大饼做干粮，吃前用涝坝水（坑洼积水）泡软食用，由于水中有肝炎病毒而导致戊肝流行。肝炎病毒有聚集和吸附能力。因此，水中的悬浮物、沉积物上含有很多病毒。

有人认为河、湖、塘水易污染，饮自来水比较安全，其实也并非如此。目前高层建筑不少采用二次供水，如果储水池无盖或卫生差时很容易受污染。当排水、供水未完全分开，管道突然停水时，也可造成回流污染。另外，自来水中的含氟量仅能杀灭多数细菌，对肝炎病毒消除并不彻底。

我们吃的贝类、鱼、虾多以水中悬浮物为食，例如，一个牡蛎每日滤水1500L，其组织中的病毒可比水中高25～100倍。这些贝肉对病毒还有保护作用，短时间加热不易杀死。上海暴发甲肝的原因之一就是食用了含病毒的毛蚶。

◆方一　国医大师朱良春

【处方】绵茵陈18g，生山栀子12g，生大黄4.5～9g（体弱便溏者用轻量，体气壮实或便秘者用较大量），龙胆4.5g，广郁金4.5g，芒硝1.2g，赤小豆16g，甘草4.5g。

【主治】常用于传染性肝炎之急性期，症见阳黄之热偏胜者。

◆方二　国医大师朱良春

【处方】绵茵陈15g，生山栀子9g，龙胆4.5g，粉牡丹皮9g，广郁金3g，生枳实3g，生大黄3g，败酱草12g，金银花12g，甘草4.5g。

【主治】用于传染性肝炎之急性期。

◆方三　国医大师朱良春

【处方】紫河车、红参须各20g，郁金、炮山甲、炙土鳖虫各24g，三七12g，姜黄、鸡内金各18g。

【做法】共研极细末。另用糯稻根、石见穿、虎杖、蒲公英各120g，煎取浓汁泛丸如绿豆大，每服3g，每日3次，食后开水送下，或以汤药送服。

【主治】用于慢性乙型肝炎和早期肝硬化。

◆方四　国医大师朱良春

【处方】红参须、参三七各40g，土鳖虫、紫河车、穿山甲、姜黄、郁金、鸡内金各100g。

【做法】研极细末，另用虎杖、石见穿、糯稻根各250g，煎取浓汁，与上药粉泛丸如绿豆大，每服3g，每日2次，食前服。

【用法】1个月为1个疗程，一般服2～3个疗程，可治愈。

【主治】用于慢性肝炎之癥块癖积及早期肝硬化、肝功异常。

◆方五　国医大师朱良春

【处方】生黄芪20g，鸡骨草30g，白花蛇舌草30g，虎杖30g，丹参30g，夏枯草10g，贯众10g，甘草10g。

【功效】可使HBsAg转阴。

◆方六　国医大师周仲瑛

【处方】太子参12g，焦白术10g，茯苓10g，枸杞子10g，制黄精10g，虎杖15g，土茯苓20g，半枝莲15g，丹参10g。

【加减】肝血虚加当归、白芍；肝肾阴虚加桑椹、制女贞子、制何首乌；ALT升高加五味子；阴虚有热加生地黄、金钗石斛；脾虚加党参、黄芪；肾阳虚加淫羊藿、菟丝子；肝郁气滞加柴胡、香附；化火加山栀子、牡丹皮；血瘀加桃仁、穿山甲；湿困加苍术、厚朴；热蕴加茵陈、蒲公英。

【主治】对正虚邪恋所致的病毒性乙型肝炎有很好的疗效。

◆方七 国医大师周仲瑛

【处方】虎杖15～20g，平地木15～20g，半枝莲15～20g，土茯苓15～20g，垂盆草30g，田基黄15g，败酱草15g，贯众10g，片姜黄10g。

【加减】湿热中阻，加炒黄芩、厚朴；肠腑湿热，加凤尾草、败酱草；湿热在下，加炒苍术、黄柏；湿热发黄加茵陈、黑山栀子；热毒偏重，加龙胆、大青叶；ALT增高加蒲公英；湿浊偏重加煨草果、晚蚕沙；血分瘀热，加白花蛇舌草、制大黄；营血热盛加水牛角片、牡丹皮、紫草；肝郁血瘀加土鳖虫、马鞭草。

【主治】适用于湿热瘀毒所致的病毒性乙型肝炎。

◆方八 国医大师周仲瑛

【处方】藿香10g，佩兰10g，茵陈20g，炒苍术10g，厚朴6g，法半夏10g，陈皮10g，竹茹10g，炒黄芩10g，白蔻仁（后下）3g，白茅根20g，赤芍15g，鸡骨草15g，田基黄15g，车前草15g，炒神曲10g。

【主治】适用于肝脾两伤、湿遏热郁所致的重症肝炎。

◆方九 国医大师周仲瑛

【处方】柴胡6g，炒黄芩10g，茵陈20g，生大黄（后下）9g，黑山栀子10g，广郁金10g，白茅根20g，赤芍12g，牡丹皮10g，丹参10g，川石斛15g，鸡骨草15g，垂盆草15g，车前草15g。

【主治】适用于疫黄型重症肝炎。

◆方十 国医大师王绵之

【处方】北沙参10g，麦冬10g，当归10g，生地黄30g，枸杞子12g，川楝子5g，白蒺藜12g，五味子3g，炒酸枣仁9g，生牡蛎12g。

【方解】方中重用生地黄为君药，滋阴养血以补肝肾；辅以北沙参、麦冬、当归、枸杞子益阴以柔肝，合君药以滋阴养血生津。以上药物均是为了滋阴养血生津以补肝体。更配以川楝子疏肝理气，且性虽苦燥，但用量较少，又配入大量甘寒养阴药中，则无伤津之虑，疏肝理气以助肝用。诸药合用，使肝阴得养，肝气条达，诸症自愈。

在方中又配用了酸枣仁、五味子这一对药物。酸枣仁味甘、酸，性平，且质润甘酸，能补肝胆、益肝气、养肝血、除虚烦、安心神，为滋养安神要药；五味子味酸性温，且酸温质润，补中寓涩，能温敛肺气，滋补肾阴，养心安神，常用于阴亏血少，心神失养之心神不安之证，多与酸枣仁、生地黄等相配伍，如《摄生秘剖》之天王补心丹。可见，这一对药物主要是针对血虚阴虚心神失养、心神不安而设。心神得养，心神自安，其症自愈。

牡蛎，味咸，性寒，归肝、肾经，其气寒纯阴，质重沉降，能平肝而制亢、养肝而潜阳、清虚热以止渴，在方中能平肝潜阳，敛精益阴；白蒺藜，味苦、辛，性平，归肺、肝经，且辛香味苦，入肝气分，开宣通滞，行瘀散结，能平肝阳、开郁结、通气滞、疏肝气、快脾气、宣肺滞，为宣通快利之品，在方中能平肝疏肝，助其条达。这一对药物的配伍，主要是为了更好地起到配合川楝子助肝用，使整个方子更具有温和畅利、疏泄条达之性。

【功效主治】补肝益肾，疏理肝气。适用于肝肾阴亏、肝气郁结所致的肝炎。

◆方十一　国医大师朱良春

【处方】九香虫30g，参三七40g，全蝎20g。

【用法】研细泛丸，每次服2g，日服2次。

【方解】本方首先选用了九香虫，此药别名蜣螂虫，味咸，性温，归肝、脾、肾经，可理气止痛，温中助阳，乃治疗气滞疼痛之良药，临床常广泛用于治疗各种疼痛。治胸胁脘痛，可用九香虫90g，炙全蝎60g，研末，蜜丸，每丸重3g，每次半丸，每日2次；治胃痛，胀气，呃逆，可用九香虫、茴香虫各3个，研末，开水吞服，每日3次；治中焦寒凝气滞之胃脘痛，可与高良姜为伍，以温中散寒，理气止痛；治腰膝酸软疼痛，可配杜仲以补肾壮阳，强腰止痛。在方中又配伍了参三七，味甘、微苦，性温，归肝、肾经，善走血分，可和营止血，化瘀生新，行滞通脉，能化瘀血、和脉络、通血滞、生新血，具有止血不留瘀之特点，为上中下血证要药，和他药相伍，可广泛用于因瘀血阻滞所致的各种疼痛。在方中又配用了全蝎，味辛，性平，归肝经，善于走窜，循表至里，能通经活络，穿筋透骨，乃活血化瘀、通络止痛之良药。

【功效主治】行气活血，通络定痛。适用于肝郁脾壅所致的病毒性肝炎。

◆方十二 国医大师方和谦

【处方】当归12g，白芍12g，白术9g，柴胡9g，茯苓9g，生姜3g，炙甘草6g，薄荷（后下）3g，党参9g，紫苏梗9g，香附9g，大枣4枚，茵陈蒿15g，炒栀子10g，陈皮10g，麸炒枳壳10g。

【用法】水煎，日1剂。

【方解】以柴胡、薄荷、香附疏肝解郁；辅以党参、白术、茯苓、甘草、大枣益气健脾。诸药相伍，以升其清阳，使脾气升则健。紫苏梗、枳壳、陈皮、生姜和胃降逆，使胃气降则和。当归、白芍、甘草、大枣合用，酸甘化阴，以补肝体助肝用。以茵陈蒿、栀子芳香清透，既清郁热，又利湿热，以祛邪外出。

【功效主治】疏肝和胃。适用于肝郁气滞、肝胃不和之肝炎。

◆方十三 国医大师邓铁涛

【处方】党参（或太子参）15～30g，云茯苓15g，白术12～15g，甘草5g，川萆薢10g，黄皮树叶15～30g。

【方解】本方取四君子汤补脾气健运脾阳以"实脾"，用黄皮树叶以疏肝解毒行气化浊，川萆薢入肝胃两经升清而降浊。本方适用于单纯脾气虚型的慢性肝炎患者。临床症状为面色淡白，少气自汗，倦怠乏力，身重，食欲缺乏，胁部不适感，腹胀便溏，舌淡嫩，或舌体胖有齿印，苔白或兼浊，脉虚弱。

【加减】若患者同时有其他兼夹症状出现时，则可根据辨证所得，采取适当的兼治法，在上方的基础上加减用药：脾虚较甚，并见气短声低，精神不振者，加黄芪15～25g。兼湿浊上泛，并见脘闷、恶心呕吐、舌苔厚浊、脉缓滑者，加法半夏10g，砂仁3g，以和胃降浊。若湿浊中阻，以身肢困重、腹胀便溏明显者，加薏苡仁15g，白蔻仁6g，以通阳除湿。兼肝气郁结，并见胁痛较明显、易急躁、头晕、头痛、脉兼弦者，加素馨花10g，郁金10g，以疏肝解郁。兼肝阴不足，并见头目眩晕、失眠多梦、舌边尖红、苔少、脉弦细弱稍数者，加桑寄生30g（或桑椹15g），墨旱莲12g，女贞子（或五味子）12g，以太子参20g易党参，去川萆薢，以养肝阴。兼肾阴虚，并见面白唇红、头晕、睡眠不佳、口干咽燥、腰膝酸痛、舌质红嫩、苔薄白或苔少、脉细数而弱者，加何首乌30g，山茱萸12g，熟地黄20g，桑寄生30g，墨旱莲12g，以太子参18g易党参，怀山药12g易白术。兼肾阳虚，并见面色青白或晦暗、精神不振、腰腿酸痛、四肢欠温、脉兼迟或稍沉者，加杜仲15g，巴戟天12g，肉桂（焗服）2g，楮实子10g，以温补肾阳。兼血瘀阻络，并见面色黧黑或唇色紫暗、胁痛明显、胁下癥块（肝大，质较硬易扪及）、舌质紫暗或有瘀点、脉弦缓或涩者，加丹参15g，茜草12g，桃仁10g，土鳖虫10g，以活血祛瘀。兼湿郁化热，并见口苦、小便黄浊或轻度黄染，或低热、舌嫩红、苔黄白厚浊、脉虚数者，加金钱草25g，田基黄（或鸡骨草）25g，土茵陈25g，以太子参18g易党参，以清利湿热。上述治法，总的原则不离健脾。组方的核心是四君子汤加川萆薢、黄皮树叶，这是笔者通过长期临证研究摸索到的经验，随证加减则按辨证论治原则处理。

◆方十四　国医大师邓铁涛

【处方】茵陈30g，干姜6g，熟附子9g，白术9g，茯苓12g，泽泻12g，焦三仙各9g，熟薏苡仁30g。

【用法】水煎服，每日1剂，分3次服完。

【功效主治】温化寒湿。适用于皮肤黄染晦暗如烟熏或如尘土的寒湿阴黄证。

（二十二）慢性胆囊炎

慢性胆囊炎指胆囊有慢性炎症，可由结石刺激、细菌感染、病毒性肝炎、化学性损害、寄生虫及急性胆囊炎迁延而引起，病程呈慢性迁延性，有反复急性发作等特点，是最常见的胆囊疾病。现代医学认为本病的发生与胆汁成分改变、胆道动力障碍及细菌侵袭有关。其基本的病理改变是纤维组织增生及慢性炎细胞浸润，使胆囊壁增厚，肌肉纤维萎缩，故胆囊的收缩功能减退。本病属于中医学"胁痛""黄疸"范畴。

◆国医大师颜德馨

【处方】柴胡6g，黄芩9g，郁金9g，枳壳9g，赤芍9g，金钱草30g，牡丹皮12g，黄连6g，半夏6g，陈皮9g，生麦芽（后下）15g。

【用法】水煎服，日1剂。

【方解】柴胡体质轻清，气味俱薄，芳香升散，能疏肝郁、行滞气、散结滞、清肝火、利胸胁、调肠胃；枳壳气香味厚，走而不守，降而不升，善泻胃实以开坚结、行瘀滞并调气机，可以消胀除满、行气除湿、降逆利胆；陈皮气香质燥，入脾胃气分，能和中消胀、健胃开食、祛湿化痰、消食导滞则疏土达木，从而助肝胆条达通利。诸药相伍，升降相宜、行散并举、胆胃同调。肝气疏、胆腑利、胃气和，诸症自愈。大黄苦寒，气味厚重，直降下行，走而不守，故能泻结热、通积滞；牡丹皮性味缓和，善清血中伏热，凉血而生新，为血中气药，故能行气滞，祛瘀血，可泻热导滞，消肿排脓，解毒散结。二药相伍，清泻胃肠，釜底抽薪，如此则肠胃通，热结除，肝胆利而腹气畅，诸症自愈。

金钱草气味俱薄，能利肝胆、除湿热、软坚结、消壅滞、散瘀结、清火邪、消痈肿；郁金辛开苦降，清扬上窜，上至巅顶、下通九地，能行滞气、疏肝郁、降逆气、泻壅滞，《本草会言》曰："郁金，清气化痰，散瘀血之药也。其性清扬，能散郁滞，顺逆气，心肺肝胃，气血火痰郁遏而不行者最验，故治胸胃膈痛、两胁胀满、肚腹攻痛等症。"赤芍既可泄肝火、解热烦、凉血热、除内湿、利水道，又可入血分，散恶血、破坚积、行血滞、通血脉、消痈肿。如此相伍，湿热清则肝胆利，痰瘀除则脉络通。

半夏辛散温燥，开泄滑利，能燥湿化痰、降逆止呕、消痞散结；黄连、黄芩味苦性寒，能清热燥湿、通积滞、清胆热，可清上泻下。三药相合，辛开苦降，上可泄心胃肝胆实火，下能燥胃肠积滞之湿热，并能解毒；生麦芽气味俱薄，味甘性温，善发生气以助胃气上升，运脾气以资健运，故能消食除胀、宽中下气、醒脾开胃、益气补虚，为补中有利、利中有补之良品，可防诸药损伤胃气。如此配伍，升降相宜，温凉并用，清中有补，邪正兼顾。肝火清则胃气和，胆气降则胃腑通。

【功效主治】疏肝利胆，清热攻下，活血化瘀，适用于肝胆湿热、郁滞不通所致的慢性胆囊炎。

❖（二十三）肝硬化

肝硬化是指各种原因作用于肝，引起肝的弥漫性损害，使肝细胞变性坏死，残存肝细胞形成再生结节，网状蛋白支撑结构塌陷，结缔组织增生形成纤维隔，最终导致原有的肝小叶结构破坏，形成假小叶，在此基础上出现一系列肝功能损害与门静脉高压的临床表现。

各种有害因素（包括肝炎病毒、乙醇、某些寄生虫及原虫感染、化学毒物等）长期或反复作用于肝，导致程度不一的损害。根据其临床表现，肝硬化分为静止性和活动性，代偿期和失代偿期。

对于肝硬化的形成机制和治疗要点，孔氏曾云："西医所谓肝硬化病之后期者，即中医之臌胀病属也……乃肝郁恚怒不节，气逆伤肝，渐蚀及脾，损于胆胃是其因也，至于瘀滞久而肝硬化者，是其果也。盖肝伤则脾伤，气机阻滞，郁而为热，热留为湿，久之脾阴大伤而运化失司，运化失司则血行乖戾而络塞，络塞则'肝可硬化'……渐至肝失所藏，脾失所统，水气泛滥遂成臌胀，若以疏肝化瘀、理脾调气、和脉达络、通调水道，则可清热化湿、逐瘀从新，使臌胀消失，肝硬变软……"

◆方一　国医大师裘沛然

【处方】党参15g，桑椹50g，龟甲胶15g，穿山甲15g，鸡内金20g，郁金15g，牡蛎50g，鳖甲50g，三棱15g，莪术15g，水蛭5g，土鳖虫10g，生地黄40g。

【用法】水煎服，每日1剂。

【方解】郁金味辛、苦，性凉，归肝、脾经，辛开苦降，清扬善窜，上达巅顶，下行下焦，能行滞气、散肝郁、降逆气、泄壅滞，为行气解郁之要药。穿山甲味咸，性微寒，归肝、胃经，性善走窜，无微不至，能行郁滞、清癥积、利九窍，《本草从新》曰："善窜，夫能行散、通经络、达病所。"三棱味苦，性辛、平，归肝、脾经，其苦泄入血，兼入气分，能攻癥瘕、破积聚、散瘀血、通经络。行滞气、消食积，为攻坚破积之要药，《本草经疏》曰："三棱从血药则治血，从气药则治气。"水蛭味咸、苦，性平，归肝经，其性缓善入，能破瘀血、逐恶血、攻瘕积、通经络。土鳖虫味咸，性寒，归肝经，其性急善破，能破积血、逐宿血、消癥积、利血脉。莪术味苦、辛，性温，归肝、脾经，其辛散走而不守，入气分而兼入血分，能破积聚、攻癥瘕、行滞气、消食积，为治积聚诸气之上品。生鳖甲味咸，性微寒，归肝、脾经，其咸寒秉性至阴，入厥阴血分，能补阴气、潜肝阳、退虚热、退骨蒸、生阴液、息肝风，且咸寒相济，能走能软，能攻能散，善走肝经血分，软坚结、消痞块、攻癥坚、散痛肿。牡蛎，气寒纯阴，质垂沉降，一可平肝而制亢，养肝而潜阳，清虚热以止温；二能软坚积、消痞块、化痰结、散壅滞。党参味甘，性平，归脾、肺经，且甘而和缓，不腻不燥，其性主升，能益脾胃、助运化、升清阳、补肺气、步水精、生阴血，在方中即可化生阴血以灌肝体助肝用，又可益气健脾，以奏"见肝之病，知肝传脾，当先实脾"之义。桑椹、生地黄、龟甲胶三味药归经肾，能滋肾水、补肝血、生津液、润心肺。肾水得补、肝体得养，正气渐复，其病自愈。

【功效主治】行气活血，化瘀清积，佐以温补。适用于病邪久居肝络、肝脉瘀阻所致之肝硬化。

◆方二　国医大师颜德馨

【处方】党参15g，黄芪15g，带皮茯苓30g，葶苈子（另包）9g，生鳖甲30g，天花粉9g，知母9g，沉香粉（吞）0.6g，琥珀粉（吞）1.5g，生白术15g，麦冬9g，枳壳4.5g，石斛9g。

【用法】水煎服，每日1剂。

◆方三　国医大师邓铁涛

【处方】党参10g，白术12g，茯苓9g，甘草6g，黄芪15g，茜草根9g，丹参15g，柴胡10g，枳壳6g，川萆薢10g，黄皮树叶30g，田基黄10g。

【方解】丹参味苦，微寒，归心、肝经，善入血分，降而行血，能通血脉，化瘀滞；且又能入血归心，能清心、大凉血热；其特点是祛瘀生新，行而不破，由于既能活血，又能养血，故有"一味丹参饮，攻同四物汤"之说。而茜草根味苦，性寒，独归肝经，且善走血分，能清血中之热，消壅积之瘀，泻肝火以制阳，凉血热而和阴，为清热凉血之要药。柴胡体质轻清，气味俱薄，香气馥郁，性主升散，能疏解肝胆之抑遏而升举少阳之清气，且清阳敷布，中气自振。方中又伍以黄芪，本品为补气升阳之要药，二者相配，疗效更著。枳壳以降胃之浊阴。在方中配用了川萆薢、黄皮树叶、田基黄这三味药以畅利下焦、清利湿热。尤其是川萆薢这味药，质轻气清，味苦性平，归肝、胃二经，善泻阳明之湿而固下焦坚水脏，宣通百脉以分别清浊，能渗利湿热，益肾气、强水脏、利小便。

【功效主治】扶正祛邪，清热化湿。适用于脾虚、气滞血瘀、肝胆湿热未清所致的肝硬化。

◆方四　国医大师朱良春

【处方】蒄菌子15g，楮实子30g，生黄芪20g，茯苓10g，泽兰15g，木防己12g，泽泻15g，赤小豆30g，白花蛇舌草30g。

【用法】水煎服，每日1剂。

【方解】在方中首先选用了蒄菌子、楮实子、泽泻三味药物为方中君药。蒄菌子一味，《本经》称其"味苦微寒，主五脏盛血，腹中水气，肿胀留热"，能活血行瘀，化浊宣窍，清热利水；楮实子味甘，性寒，归肝、脾、肾经，其养阴清肝，又能利水气；泽泻味甘、淡，性寒，归肾、膀胱经，其气味俱薄，味甘而淡，善泻伏水，宣通湿热，能泻相火、保其阴、渗湿热、利小便、消水肿。三味合用，养阴兼有化瘀之功，利水而无伤阴之弊。瘀祛络通，水除阴复，诸症自消。黄芪味甘，性温，归脾、肺经，其益脾肺、补三焦、司气化、运脾气、除水湿、培上源、利水道，为补气利水之要药。茯苓味甘、淡，性平，归心、肺、脾、肾经，其可益脾气、促气化、泄膀胱、截源利导以开泄州都，为补养渗湿之要药。《用药心法》曰："茯苓，淡能利窍，甘以助阳，除湿之圣药也。味甘平补阳，益脾逐水，生津导气。"二药相伍，既可健脾益气使水湿有制，又可淡渗利湿以消水肿。泽兰味苦，性微温，归肝、脾经，其既可和气血、利筋脉、破宿血、消癥瘕，又可借味辛芳香，可散可行，能悦脾气，助运化，利水湿，通九窍，具有活血通络、利水消肿的作用；木防己味苦、辛，性寒，归肺、脾、肾、膀胱经，其药力峻猛，善走下行，能清湿热、宣壅滞、通经脉、利二便，尤以泄下焦膀胱湿热见长；赤小豆味甘、酸，性平，归心、脾、小肠经，本品甘酸偏凉，性主下行，能益脾胃、行壅滞、除水湿、通小便、消肿满，为补中有利之渗湿药。

【功效主治】扶正祛邪，消瘀行水。适用于肝脾久损、气阴两伤、血瘀癥积、水湿停聚所致肝硬化腹水。

◆方五　国医大师李玉奇

【处方】生侧柏叶20g，泽泻20g，当归25g，蛤蚧40g，阿胶50g，浮萍10g，槐花40g，白茅根25g，生蒲黄10g。

【用法】水煎服，每日1剂。

【方解】阿胶味甘，性平，归肺、肝、肾经，其气味俱阴，能养肝血、益肺阴、滋肾水，为益阴养血、润燥除热之良药。蛤蚧味咸，性微温，归肺、肾经，其禀属纯阴，其性主守，能温肾阳、益精血、补肺气、宁咳喘，为肺肾双补之要药。当归味甘、辛，微苦，性温，归肝、心、脾经，其气轻味浓，能走能守，入心肝能生阴化阳，养血活血，走脾经能行滞气，而散精微，化生补血，不仅为补血养血之上品，而且苦甘质润，能化阴生血，润燥滑肠，解结通便，为润燥滑肠之良药。生槐花味苦，性微寒，归肝、大肠经，其体清气薄，性主下行，善清上泻下，凉血坚阴，能泄肺逆、降肝火、泻心火、凉大肠、坚肾水、养阴血，为泻火凉血之佳品，在方中既可凉血止血，又可清热养阴。生侧柏叶味苦、涩，性微寒，归肺、肝、大肠经，其泻上制下，善清血分热邪，能泄肺逆，泻心火，平肝热，理血脉，涩络损，为清热凉血止血要药，临床常广泛用于吐血、衄血、尿血、便血等络损血溢之证。生蒲黄味甘，性平，归心、肝经，其味清香，其性平和，清上利下，止散皆俱，能清血热、止血溢、行血滞、散气聚，为止血行滞要药；且善入血分，走上彻下，无所不达，能行血滞、消瘀血、破气结、通经络，为活血化瘀、行气止痛之上品，在临床上常广泛用于吐血、衄血、尿血、便血、崩漏、胸痛、痛经、腹痛等。浮萍，味辛性寒，归肺、膀胱经，其可宣可降，能宣肺洁源，通利州都，导热下行，以收利水消肿之功，在临床上可单用。白茅根味甘，性寒，归肺、胃、膀胱经，本平上能清肺金、降肺气，下能泄热积，利小便。泽泻味甘淡，性寒，归肾、膀胱经，其气味俱薄，善泻伏水，宣通湿热，能泻相火，保真阴，渗湿热，利小便，清水肿，乃利水渗湿之上品。

【功效主治】化湿育阴，养肝活血。适用于阴液干涸，恶血瘀留所致的肝硬化腹水。

◆方六 国医大师周仲瑛

【处方】炙鳖甲（先煎）12g，北沙参10g，大麦冬10g，枸杞子10g，大生地黄12g，丹参12g，茵陈12g，仙鹤草15g，炙女贞子10g，墨旱莲10g，太子参10g，焦白术10g，茯苓10g，炙甘草3g，制香附10g，广郁金10g，青皮6g，陈皮6g，白茅根15g，楮实子10g，炙鸡内金10g。

【功效主治】滋阴补肾，清热祛湿。适用于肝肾阴虚、湿热瘀阻所致的肝硬化腹水。

◆方七 国医大师周仲瑛

【处方】太子参10g，生白术12g，茯苓15g，黑豆10g，路路通10g，泽兰

15g，泽泻15g，冬瓜子10g，冬瓜皮10g，生薏苡仁15g，怀山药12g，大腹皮10g，炙鸡内金10g，炒谷芽10g，炒麦芽10g。

【功效主治】补脾理气。适用于脾虚气滞、湿热瘀滞所致的肝硬化腹水。

◆方八　国医大师周仲瑛

【处方】黑牵牛子15g，煨甘遂4.5g，大戟4.5g，广木香4.5g，沉香1.5g，槟榔12g，炒莱菔子9g，马鞭草16g，陈葫芦16g，半枝莲15g，车前子（包）12g。

【功效主治】清热利湿，理气。适用于湿热蕴结、气机壅滞所致的肝硬化腹水。

◆方九　国医大师邓铁涛

【处方】太子参30g，白术15g，楮实子12g，川萆薢10g，茯苓15g，菟丝子12g，土鳖虫10g，甘草6g，丹参18g，鳖甲（醋炙）30g。

【加减】酒精中毒性肝硬化，加葛花12g；肝炎后肝硬化，加珍珠草30g；门脉性肝硬化，若硬化较甚，加炒穿山甲10g；牙龈出血者，加紫珠草30g；阴虚者去川萆薢，加山药15g，石斛12g；黄疸者加田基黄30g。

【功效主治】健脾护肝，化癥软坚。主治早期肝硬化。

◆方十　国医大师朱良春

【处方】紫河车20g，红参须20g，炙土鳖虫24g，炮山甲24g，广郁金24g，参三七12g，生鸡内金18g，广姜黄18g。

【用法】共研极细粉末。虎杖、石见穿、蒲公英、糯稻根各120g，煎取浓汁泛为丸。每服3g，每日3次，食后开水送下，或以汤药送服，1个月为1个疗程。

◆方十一　国医大师邓铁涛

【处方】黄芪12g，党参12g，白术12g，素馨花6g，川黄连6.4g，法半夏9g，肉桂心1.8g，鸡内金9g，枳壳6g，甘草4.5g。

【用法】每日2剂，另为患者行按摩手法，点按肩井穴，按后阵痛减轻，次数减少。

【功效主治】健脾疏肝化湿。适用于脾虚运化失职、气血湿浊瘀滞所致肝硬化。

（二十四）慢性肾小球肾炎

传统观点认为，慢性肾炎属于肾虚，临床用药多以补肾为首要，或着重于肾阴，或着重于肾阳，或肾阴、肾阳并重。也有人认为本病属本虚标实，而相应采用扶正为主，祛邪为辅的治疗方法，如滋养肾阴兼清湿热，补肾壮阳兼化湿浊，阴阳并补兼利水湿等。

从临床表现来看，慢性肾炎的患者常常会出现一些虚弱型症状，如面色苍白、神疲乏力、腰膝酸软、舌淡滑润等，这也是人们往往把慢性肾炎当作"肾虚"来看待的基本原因。如果从舌、脉、色、症及病史等诸多反映疾病本质的各个方面对慢性肾炎进行进一步的辨析就会发现，患者虽面色苍白却晦暗垢浊，虽舌淡胖大却苔腻根厚，虽脉象濡滑却沉取有力而数。加之患者常有夜寐梦多、心烦急躁、便干溲赤、舌下脉络黑紫、病情常因感冒而复发或加重等表现，可以推断其虚象的出现正是"大实若羸状"的结果，而湿热瘀滞、血脉郁阻、气机不通、功能失调才是造成种种虚象的根本原因。

现代医学已经证明，各种类型的肾小球肾炎发展到晚期，都会出现毛细血管管腔狭窄阻塞、周边肾小管萎缩坏死、大量肾小球萎缩坏死、大量肾小球纤维化、硬化、微循环障碍的形成等一系列病理改变，这些又无不与邪入营血、脉络瘀滞的发病机制相符合。尤其病情发展到后期，出现肾衰竭时，由于肾对于血液中的代谢产物的排泄功能降低，导致血中毒性物质肌酐与尿素氮水平的升高，这些毒性物质随血液循环侵犯到人体的多个系统（神经系统、消化系统、心血管系统等），表现出头晕、恶心、呕吐、烦躁不安、皮肤瘙痒等中毒症状，也都与邪入营血的病机有着密切的联系。

◆**方一 国医大师裘沛然**

【处方】黄芪30～50g，巴戟肉15g，黄柏15g，黑豆15～30g，大枣5～10枚，牡蛎30～50g，土茯苓20～30g，泽泻15～20g。

【功效主治】益气补肾，行水泄浊。适用于慢性肾炎，肾病综合征，或伴有肾功能不全，肾阴阳两虚，湿浊留滞者。

◆方二　国医大师裘沛然

【原料】鲜白茅根250g，鲜蒲公英150g，蜂蜜20g。

【用法】将采挖的鲜白茅根、鲜蒲公英拣杂，洗净，晾干，放入温开水中浸泡片刻，捞出，切碎，捣烂，绞取鲜汁，盛入杯中，调入蜂蜜，伴和均匀即成。

【功效】清热解毒，利尿通淋。

◆方三　国医大师任继学

【处方】土茯苓、生槐花、生白茅根、益母草、藿香。

【用法】提炼精制成胶囊，每粒0.3g，每服10粒。

【功效主治】芳化湿浊，活血利水。主治急性肾炎和慢性肾炎急性发作。

◆方四　国医大师朱良春

【处方】生黄芪30g，当归10g，川芎10g，红花10g，丹参30g，淫羊藿15g，川续断10g，怀牛膝10g，石韦20g，益母草120g。

【加减】合并上呼吸道感染或其他继发感染，出现严重蛋白尿患者，去黄芪、红花，加金银花、连翘、漏芦、萆薢各15g，土鳖虫10g，鱼腥草、白花蛇舌草各30g，蝉蜕5g；以肾功能低下为主者加炮山甲8g；阳虚者加附子、肉桂、鹿角霜、巴戟天；肾阴虚者加生地黄、龟甲、枸杞子、女贞子、墨旱莲；脾虚者加党参、白术、山药、薏苡仁；气虚甚者重用黄芪，加太子参30g；肾关不固者加金樱子、芡实、益智仁；水肿明显伴高血压者加水蛭（研末，胶囊装，吞服）2g；血尿者加琥珀（研末吞服）3g，白茅根30g；血压高者去川芎，加桑寄生30g，广地龙15g。

【功效主治】活血化瘀，益气补肾。主治隐匿性肾炎。

◆方五　国医大师朱良春

【处方】生黄芪30g，淫羊藿20g，石韦15g，熟附子10g，川芎10g，红花10g，全当归10g，川续断10g，怀牛膝10g，益母草90～120g。

【加减】慢性肾炎急性发作，各种慢性肾炎合并上呼吸道感染，出现严重蛋白尿患者，去黄芪、红花，加连翘10g，漏芦18g，萆薢18g，土鳖虫9g，鱼腥草30g，白花蛇舌草30g，蝉蜕4.5g；各型肾炎以肾功能低下为主者，加炮山甲7.5g；肾阴虚者加生地黄15g，龟甲15g，枸杞子12g，女贞子12g，墨旱莲12g；脾虚者加党参15g，白术15g，山药20g，薏苡仁30g；尿蛋白增高者，加金樱子12g，芡实15g，益智仁12g；水肿明显伴高血压者加水蛭1.5g（研末装胶囊，早晚分吞）；血压高者去川芎，加桑寄生30g，广地龙15g；血尿者加琥珀3g（研末早晚分吞），白茅根30g；尿少但短涩者，加蟋蟀18g，沉香4.5g（共研末装入胶囊，每服6粒，每日3次）；血胆固醇高者，加泽泻15g，生山楂20g；颗粒、透明管型多者，加熟地黄20g，山茱萸12g，枸杞子15g；非蛋白氮及肌酐明显升高者，加生大黄10～20g，牡丹皮12g，刘寄奴30g，扦扦活30g，并配合中药煎液灌肠。浊阴上干而出现呕吐、眩晕，病情危笃，服药困难者，改用生大黄10～30g，白花蛇舌草30g，刘寄奴30g，丹参18g，生牡蛎30g等。煎成200ml做保留灌肠，每日2次，并配以"醒脑静"。

◆方六　国医大师张琪

【处方】赤芍20g，益母草50g，桃仁15g，红花15g，葛根20g，茯苓20g，泽泻20g，萹蓄20g，瞿麦20g，甘草10g，白花蛇舌草50g。

【方解】赤芍，味苦，性微寒，归肝经，其气性禀寒，苦主降泄，善下气，入血分，能散恶血、破坚积、行血滞、通血脉、消痈肿、除内湿、利水道。益母草，味辛、苦，性微寒，归心、肝经，其辛开苦降，专入血分，滑利善走，一则能行瘀血、散恶血、生新血，行血而不伤新血，养血而不留瘀滞；二则可利水道，消水肿。桃仁，味苦，性平，归心、肝经，其善入血分，体润滑利，能散瘀血、攻蓄血、活死血、破癥积，散而不收，有泻无补，开结通滞，为血结血闭之要药。红花，味辛，性温，归心、肝经，其辛散温通，通行经脉，善入血分，一则活血通经，能散瘀血、活死血、通经脉、破癥积，为行血破血之要药；二则通行经脉，为血中气药，有破血、行血、活血、调血之妙，多用则行而破，少用则和而调，为通经活络、和血止痛之要药。《开宝本草》曰："性本温和，气亦辛散，凡瘀滞内积及经络不利诸证皆其专主。"《药品化义》曰："红花，善通利血脉，为血中气药，能泻又能补，各有妙义。"四药相伍，水瘀同治，通行经脉，水祛瘀除，则诸症自解。茯苓味甘、淡，性平，归心、肺、脾、肾经，其性平和，一则可善益脾气、促气化、泄膀胱，洁源利导以开泄州都，为补养渗湿之要药；二则可补中气、健脾胃、渗水湿、调气机、益中州，为补中益气之上品。泽泻味甘、淡，性寒，归肾、膀胱经，其气味俱薄，善泻伏水，保真阴，利小便，消水肿。萹蓄味苦，性寒，归膀胱经，其长于下行，走州都入血分，能泻膀胱，通水道。瞿麦味苦，性寒，归肾、膀胱经，其阴寒滑利，性主降泄，一可利血脉、通小便；二可善走血分，能破血决壅，散瘀解滞而通经脉。《本草经疏》曰："瞿麦，苦辛能破血，阴寒而降，能通利下窍而行小便，故主关格诸癃结小便不通。"四者相伍，祛湿健脾，固肾益阴，利水通淋，水湿去而浮肿除，肾气固则蛋白消，诸症自解。白花蛇舌草味苦、甘，性寒，归心、肺、肝、大肠经，可清热解毒，利湿消肿，使热毒由小便而解；葛根味辛、甘，性平，归肺、脾、胃经，其辛、甘，升散，气味俱薄，轻扬浮越，一则可解肌发表，理肌内之邪，开腠理以发汗，使湿热毒由汗而解；二则可入脾胃以升清气，展清阳，使脾肺能输布水湿之气，升清以散邪。甘草味甘，性平，归十二经，可益气补中，调和药性，除湿解毒。《药品化义》曰："甘草，生用凉而泻火，主散表邪……解百药毒，除胃积热，去尿茎痛，此甘凉除热之力也。"三药相伍，则热毒去而湿热清，诸症自消。

【功效主治】活血化瘀，利水消肿。适用于瘀血阻滞、水湿内停而致的慢性肾炎。

◆方七　国医大师朱良春

【处方】生黄芪45g，广地龙15g，怀山药20g，丹参20g，淫羊藿10g，续断10g，怀牛膝10g，当归10g，石韦15g，益母草（煎汤代水）90g。

【用法】每日1剂，水煎服。

【方解】黄芪味甘，性温，归脾、肺经，其味轻气浮，一则益脾补肺、振奋元阳、健中州、升清阳、补肺气、行血脉、布精微、养五脏、统血液，为补气升阳之良品；二则益脾肺、补三焦、司气化、运脾气、除水湿、培上源、利水道，为补气利水之要药。怀山药味甘，性平，归肺、脾、肾经，其和缓质润，微香甘涩，不燥不腻，既可补中益气，健脾渗湿；又可健脾润肺、益气强阴、温养肌肉、填精补肾。淫羊藿味辛、甘，性温，归肝、肾经，其甘以润肾，温以助阳，可补肾气、壮元阳、强腰膝、通百脉、祛风湿。续断味苦辛、甘，性温，归肝、肾经，其气味俱厚，兼入气血，可行百脉、调气血、补肝肾，且行而不破、止而不滞，能行瘀血、生新血、调血脉。怀牛膝味酸、甘、微苦，性平，归肝、肾经，其一则性善下行，能行血脉、消瘀血、破癥瘕、散恶血、通经水；二则善入肝肾，走而能补，能补肝肾、益虚损、强筋骨、壮腰膝。五味相伍，健脾强肾，培本澄源。脾气健则湿邪去，肾气充则水气除，水湿化则源头清，源头清则诸证自解。广地龙味咸，性寒，归肝、肺、肾经，其一则善行走窜，走血分，能通血脉、消瘀滞、利关节、疗痹痛；二则可善启上而宣降肺气，泄下以利州都气化，能利膀胱、泄湿积、利小便。丹参味苦，性微寒，归心、肝经，其降而行血，善入血分，能通血脉、化瘀滞、消癥积、调经水、祛瘀生新，行而不破，故有"一味丹参饮，功同四物汤"之美誉。当归味甘、辛苦性温，归心、肝、脾经，其气轻味浓，能走能守，入心肝能生阴化阳，养血活血；走脾经能行滞气，散精微而化生补血。三味相伍，活血化瘀、通经活络、瘀血祛则络脉通，络脉通则血气和，血气和则气机畅，气机畅则水湿除，瘀去水消，诸症自除。益母草味辛、微苦，性微寒，归心、肝经，其一则辛开苦降，专入血分，能行瘀血，散恶血，生新血，行血而不伤新血，养血而不留瘀滞；二则微苦微寒，滑利善走，能清血热、解热毒、利水道、消水肿。石韦味苦、甘，性微寒，归肺、膀胱经，其气薄轻清，善清肺水源、除肺气而疏膀胱，能泄湿热、凉血热、消瘀血、利水道、开癃闭，为化气行水，渗湿通淋之要药。二者相伍，清热利湿，祛邪外出，使湿、热、瘀积滞之邪由小便而出。湿去热清，瘀去络通，气化通畅，其病自愈。

【功效主治】益肾气，化浊瘀。适用于肾气亏虚、瘀浊留滞所致慢性肾炎。

◆方八　国医大师朱良春

【处方】淫羊藿15g，炒白术15g，潞党参12g，炙黄芪30g，菟丝子12g，赤小豆30g，车前子（包）18g，白花蛇舌草30g，益母草（煎汤代水煎药）90g。

【功效主治】补脾肾，清湿热。适用于脾肾阳虚、湿热凝聚所致的慢性肾炎。

◆方九　国医大师张琪

【处方】黄芪50g，党参20g，地骨皮20g，麦冬20g，茯苓15g，柴胡15g，黄芩15g，车前子20g，石莲子15g，白花蛇舌草30g，益母草30g，甘草15g。

【方解】方中党参、黄芪、甘草，补气健脾，助气化以治气虚不摄之蛋白尿；但气虚夹热，故用地骨皮退肝肾之虚热；黄芩、麦冬、石莲子，清心肺之热；茯苓、车前子利湿；益母草，活血利水，因慢性肾小球肾炎多兼血瘀之证；白花蛇舌草清热解毒。

【功效】益气固摄，清热利湿解毒。

（二十五）肾病综合征

肾病综合征是指患者尿中蛋白>3.5g/24小时，血中白蛋白<30g/L，伴有或不伴有水肿和高脂血症，肾病综合征是一组临床症候群，是由多种病因引起的综合征，因此它不是一种独立的疾病。肾病综合征在临床上可分为原发性及继发性两类，在儿科除了原发性与继发性以外，还有先天性一类。

原发性肾病综合征的病因不明，主要是原发于肾小球的疾病，病理上可表现出各种类型的变化，在儿童以微小病变为多见，成人则以膜性肾病较常见。继发性肾病综合征的病因是继发于某些全身性疾病，包括以下几种。

结缔组织疾病，如系统性红斑狼疮、结节性多动脉炎、皮肌炎、大动脉炎、进行性系统性硬化病、类风湿关节炎、干燥综合征等。

代谢性疾病，如糖尿病、痛风、肾淀粉样变、黏液性水肿等。

过敏性疾病，如过敏性紫癜、蜂蜇、蛇咬伤、花粉、某些药物或植物及其他过敏原引起的过敏。

感染性疾病，如细菌感染（链球菌感染后肾炎、亚急性细菌性心内膜炎、慢性肾盂肾炎、麻风等）、病毒感染（乙型肝炎、传染性单核细胞增多症、疫苗后肾炎等）、寄生虫感染（如疟疾）、螺旋体感染（如梅毒）。

肾毒性物质，如汞（有机或无机）、铋、金、银、三甲双酮、二甲双酮等。

遗传性疾病，如家族遗传性肾炎、先天性肾病综合征等。

恶性肿瘤，如霍奇金病、淋巴性白血病、肿瘤（肺、结肠、乳腺、甲状腺、卵巢、肾等肿瘤）、多发性骨髓瘤等。

其他，如妊娠毒血症、肾移植慢性排斥反应等。

肾病综合征的临床表现主要是蛋白尿、低蛋白血症、高脂血症及水肿。

◆方一　国医大师裘沛然

【处方】生黄芪40g，生牡蛎40g，泽泻1.5g，黑豆30g，大枣7枚。

【方解】在方中用黄芪补气升阳、利水消肿为君药。牡蛎，平肝益阴，敛精固锐，降气利水为臣药。泽泻益气健脾，渗湿利尿；黑豆，善治水，消胀下气，二者共为佐药。大枣，补脾益气，缓和药性为使药。诸药合用，共奏健脾益肾，通利三焦，利水消肿之功。综上所述，裘老治此验案组方用药有三大特点：方中用牡蛎，因其味咸入肾，乃纯阴之品，质重沉降，以起降浊阴、利水湿之功，其又能敛精气，固滑脱，可收摄敛尿蛋白之丢失，含寓通于补，寓补于敛之中。如此相伍，则升者自升，降者自降，三焦和顺，气机同调，下关开合有度，则水湿自除。《本草纲目》曰："泽泻气平，味甘而淡，淡能渗泄，气味俱薄。所以利水而泄下。"《本草汇言》曰："方龙潭云：泽泻有固肾治水之功，然与猪苓又有不同者，盖猪苓利水，能分泄表间之邪；泽泻利水，能宣通内脏之湿。""泽泻，利水之主药。利水，人皆知之矣。"说明泽泻乃利水之圣药，祛湿之上品。且裘老在方中用量极妙，只用了1.5g，其意在用提壶揭盖之法使上下通气，升降复常，使浊水随气顺而出，故未用重剂淡渗利水之品。

【功效主治】健脾温肾利水。适用于脾肾气虚、水湿壅盛所致的肾病综合征。

◆方二　国医大师陆广莘

【处方】炙甘草12g，小麦18g，大枣9枚。

【用法】上三味加水适量，小火煎煮，取煎液2次，混匀，早晚温服。

【功效】养心安神，补肺和中。

◆方三　国医大师陆广莘

【处方】瓜蒌15g，石斛12g，玄参9g，麦冬9g，生地黄12g，瞿麦12g，车前子9g，益母草12g，马尾连6g，牛膝12g。

【功效】滋阴清热，宽胸和胃，活血通经。

◆方四　国医大师陆广莘

【处方】防风30g，蜜炙黄芪60g，白术60g。

【用法】研末，每日2次，每次6～9g，大枣煎汤送服；也可作汤剂，水煎服，用量按原方比例酌减。若属外感自汗或阴虚盗汗，不宜使用。

【按】陆教授认为，该病"其本在肾，其末在肺"，故临床上患者表现为头面部、四肢水肿明显，怕冷、四肢不温等肾阳虚衰之表证。水肿其实是全身气化功能障碍的一种表现，涉及多个脏腑。因此，治疗时应采用多种手段，扶助患者的正气，增强其"扶正祛邪"的能力，使患者的内环境达到新的较低水平的平衡。具体方法如下。

1. **调情志，做到"干、暖、慢、欢"**

放下心中的包袱，保持心情舒畅，使内环境处于一种较平衡状态，对于治疗很有帮助。陆教授经常要求患者做到"干、暖、慢、欢"。其中，"干"就是吃干饭，要细嚼慢咽，利于食物的充分吸收；"暖"就是要注意保暖，避免感受外邪；"慢"就是要求患者做事不急躁，保持平和的心态；"欢"就是要心情舒畅，乐观面对疾病。

2. **防止疾病复发**

经过一段时间的治疗后，病情处于较平稳的状态，继续治疗时要注意防止病情反复，以及注意避免容易引起患者病情变化的因素。常用的方法和方药如下。

（1）平稳期，视具体情况服用乌鸡白凤丸、六味地黄丸、防风通圣散等。

（2）注意气候变化，防感冒，以免引起肾炎的发作或加重肾炎，要适当多饮水。

（二十六）前列腺增生

前列腺增生症为老年男子的常见病。有学者通过尸检证明，50岁男性有40%，60岁男性达50%，到80岁几乎100%。我国该病的发病率近年呈上升趋势。除平均年龄延长外，还与饮食水平改善、大量烟酒及壮阳物品的刺激等多方面因素有关。前列腺增生症的病理生理变化主要是：尿路梗阻进一步导致逼尿肌损害。临床主要表现为尿路梗阻和尿路刺激两大类症状。

◆ 方一　国医大师邓铁涛

【处方】黄芪30g，荔枝核10g，橘核10g，王不留行12g，滑石20g，川木通10g，茯苓15g，炒穿山甲15g，甘草5g，两头尖10g，玉米须30g。

【加减】尿频、尿急、尿涩痛者加珍珠草15g，小叶凤尾草15g；血淋加白茅根30g，三叶人字草30g，淡豆豉10g。

【功效主治】益气行气，通利水道。主治前列腺肥大。

◆方二　国医大师张锡君

【处方】琥珀粉、虎杖、当归尾、桃红、土鳖虫、石韦、海金沙、大黄。

【做法】上药研细末，蜜丸。每丸含琥珀粉、虎杖、当归尾、桃红、石韦各1g，大黄、海金沙各1.5g，土鳖虫2g。

【用法】每日3次，每次服1丸，用萹草、白花蛇舌草各30g，煎汤送服。主治前列腺增生症。伴有动脉硬化、冠心病、高血压病者，另加海藻30g，煎汤送服。

【方解】方中土鳖虫、桃红、当归尾、琥珀等活血化瘀药，能使毛细血管通透性增强，有利于对肿大包块的吸收和排泄；同时又能增强吞噬细胞的吞噬功能，促进对肿大包块的分解、吸收。大黄、虎杖、琥珀粉也有通瘀之功，其中大黄、虎杖兼能泄下，琥珀粉兼能利水通淋，加入石韦、海金沙利尿功用更著。佐以萹草、白花蛇舌草清热解毒，以预防或控制感染。老年人正气不足，故用蜂蜜益气和中，缓和药性。诸药合用，不仅能活血通瘀散结，且能通泻二便，排出瘀毒。

【按】本病老年人多见，由于年老脏气渐衰，故其病变重点在于肾、脾，基本病理为脾肾阳虚气弱，但在急性期多以实证为主，缓解期则以虚证为主，虚实之间可以互相转化。治疗以补脾温肾、通窍利水为大法，部分病久阴伤者，还要兼顾阴液。常用药物有：炮山甲、桂枝、琥珀、路路通、通草、滑石之类。近年来，不少学者认为本病系气滞血瘀、积块阻塞尿道所致，故强调治疗宜活血化瘀、软坚散结，临床常用药如桃仁、当归、赤芍、川芎、牛膝、大黄、乳香、土鳖虫、蜣螂虫、瓦楞子等。市售前列康、前列通等中成药物，在这方面也有良好效果。经治疗患者由闭转癃，小便渐畅，为病势转轻，预后较好；如由癃转闭，甚至出现水肿、腹胀、喘促、呕恶等症状，为病势转重，预后不良。病变过程中，出现神昏、抽搐，则病势危笃，预后凶险，治疗可参考肾衰竭等病症处理。

本病如经服药、针灸、外敷等综合治疗无效，患者尿液潴留，小腹胀满，急迫难忍者，可用导尿法以缓其急。凡非手术治疗无效的严重排尿困难，反复发作的急性尿潴留与尿路感染、肾功能损害、膀胱残余尿超过50ml，并发膀胱结石与憩室或血尿等，均应考虑手术切除增生之前列腺。

（二十七）神经衰弱

神经衰弱是人体精神活动能力的减弱，属于神经官能症中的一种。它是由于大脑神经活动长期持续性过度紧张，导致大脑的兴奋和抑制功能失调而产生的，临床上以易于兴奋和易于疲劳或衰竭为特点，通常以情绪不佳、睡眠障碍、躯体不适感为主要症状，本病发病率较高，尤以中年知识分子更为多见。

本病发生的主要原因是强烈或持久的精神刺激，经常的焦虑和长期的情绪紧张。上述不同的情绪或刺激均可引起长期的内心冲突，造成精神负担过重，使得神经系统持久地处于紧张状态，一旦超过了它所能耐受的限度就可导致本病发生。

目前，临床上用以治疗神经衰弱的验方很多，但主要如下。

◆国医大师吕景山

【处方】茯苓6～10g，茯神6～15g。

【方解】茯苓镇静安魂养神；茯神益脾宁心。

【功效主治】补益心脾，宁心安神。适用于神经衰弱。

（二十八）抑郁症

抑郁症是一种常见的情感性精神障碍，以显著而持久的心境低落为主要特征，临床表现为广泛的精神情感、躯体方面的障碍与痛苦，如情绪低落、心情沮丧、自责自罪、思维迟钝、记忆减退、头晕头痛、失眠多梦、食欲减退、肢体窜痛、疲乏无力、手足厥冷、体重减轻、性欲下降、月经失调等。中医属情志病范畴，散见于中医古籍中郁证、脏躁、百合病、惊悸、癫狂、头痛、不寐、奔豚气等病中。该病病机复杂，表现各异，严重者可出现自杀念头和行为。其病位在脑，与肝脾肾关系密切，以心神受损为主。本病属虚，宜有虚实夹杂。

◆方一 国医大师何任

【处方】柴胡10g，青皮9g，清半夏10g，陈皮12g，桑白皮9g，紫苏子12g，桃仁10g，赤芍9g，香附12g，生大黄6g，川木通6g。

【方解】何老在方中首先选用了柴胡、青皮这两味药物。柴胡味苦、辛，性微寒，归肝、胆、脾、胃、三焦经，其一则体质轻清，气味俱薄，香气馥郁，性主升散，能和少阳，解郁热、散邪气、透肌表，尤以和解少阳擅长；二则芳香疏泄，可升可散，能行滞气，散结气、疏肝郁、利胸胁、调肠胃，尤善疏肝解郁。青皮味辛、苦，性温，归肝、胆、胃经，其一则味苦而辛，性锐沉降，入肝胆气分，平下焦逆气，能疏肝破气，解郁除坚，通利止痛；二则气味俱厚，其性剽悍，能行气破积，削坚散癥，开壅导滞，消痰除痞。二味相伍，柴胡为疏肝解郁、条达情志之要药；青皮为行气破积、开壅导滞之上品。且一辛寒，一辛温，取其中和条达，走窜畅利，以顺其升发条达之性。肝郁得疏，气滞得除，积结得消，其癥自愈。何老在疏肝解郁的同时，又配用了清半夏、陈皮、桑白皮、紫苏子以降肺和胃，调畅气机，以利于肝气的升发条达。清半夏味辛，性温，归脾、胃、肺经，其辛开苦降，和胃降逆，消痞散结。陈皮味辛苦，性温，归脾、肺经，其一则苦能燥湿，温能散寒，气香质燥，入脾胃气分，能和中消胀，健脾升胃，消食导滞，温胃止呕；二则辛散温通，苦降而燥，上则泻肺邪、降逆气；中则燥脾湿、和中气；下则疏肝本，润肾燥，为利气消痰之要药。桑白皮味甘，性寒，归脾、肺经，其甘寒降泄，长于泻肺，能清泄肺热，降气缓中，消痰散郁，止喘定嗽，且入肺走脾，可散可渗，可利肺气、泻肺水、通下窍、利小便、运脾气、降水湿，为治皮里膜外水气水肿之要药。紫苏子味辛，性温，归肺、大肠经，其味辛气香，温而不燥，能散风邪、疏肺气、润心肺、消食积、降痰涎、定喘咳，为下气消痰之要药，且质地油润，辛散温行，能下气利膈、行滞润肠、通便除胀。由此可见，四药相伍，上可降肺脾胃三气，中可畅脾胃壅滞，下可通二便之积，气降滞通，积散痞祛，气机调畅，上下和顺，其症自愈。在方中又配用了桃仁、赤芍、香附这三味药物。桃仁，味苦性平，归心、肝经，其善入血分，能散瘀血、攻蓄血、活死血、破癥积、通心窍、凉血热，散而不收，有泻无补，为血结血闭之要药。且苦能泄滞，体润滑利，能开结通滞，润肠通便。《珍珠囊》曰："治血结、血便、血燥，通润大便，破蓄血。"赤芍，味苦，性微寒，归肝经，其苦主降泄，善入气分，能泻肝火，解热烦，凉血热，除内湿，利水道，且擅长化瘀，能散恶血、破坚积、行血滞、通血脉。香附味辛、微苦，性平，归肝、脾经，其辛散苦降，芳香性平，一则能疏肝气、解郁结、宽胸膈、调脾胃、降痞胀、进饮食，可上行胸膈，下走肝肾，散一切气，解一切郁；二则其善走亦能守，善行气分亦入血分，能和血气、化凝血、祛旧血、生新血。何老又在方中配用了生大黄、川木通这两味药物。生大黄，味苦性寒，归脾、胃、大肠、心包、肝经，其气味重浊，直降下行，走而不守，一则可攻积热、清心火、通胃腑、荡积垢、泻火毒；二则可入气分亦入血分，能解瘀滞、清恶血、攻癥瘕、破积。"木通味苦，性寒，归经心肺小肠，本品泻上导下，性善通利，善走血分。一则能泻心火、开关格、行血滞、除郁热、通窍闭、利小便；二则能通气滞、活血脉、祛血瘀、利九窍，下能泻湿热、利小便、通大便……宣木通以通心窍，则经络流行也。"《药品化义》曰："木通，导脾胃积热下行，主治火邪，热邪，盖为利小肠火郁，行膀胱水闭，使水火分，则脾气自实也。"二味相伍，相辅相成，既可攻积导滞，驱邪由二便自出，又可活血化瘀，通脉调经。邪去正安，瘀去络通，其症自愈。但生大黄、川木通毕竟为攻逐之品，易伤正气，故何老在方中用量极轻，生大黄只用了6g，川木通也只用了6g。何老用药之精，由此可见一斑。

◆方二　国医大师颜德馨

【处方】黄连3g，石菖蒲9g，柴胡6g，赤芍9g，桃仁9g，红花9g，牛膝6g，枳壳6g，桔梗4.5g，川芎9g，生地黄12g，丹参15g，生甘草3g。

【方解】赤芍，味苦，性微寒，归肝经，其善下气、入血分，能散恶血、破坚积、行血滞、通血脉、泻肝火、凉血热。川芎，味辛，性温，归肝、胆经，其辛散温通，味清气雄，能开郁结、行气血、疏肝郁，且归肝入血，性最疏通，善行血中之气滞，通行十二经脉，能破瘀蓄、通血脉、调经水。桃仁，味苦性平，归心、肝经，其善入血分，能散瘀血、攻蓄血、活死血、破癥积、通心窍、净血热。红花，味辛，性温，归心、肝经，其辛散温通，善入血分，能散瘀血、活死血、通经脉、破癥积，为行血破血之要药。丹参味苦，性微寒，归心、肝经，其降而行血，善入血分，能通血脉，化瘀滞，消癥积，调经水，祛瘀生新，凉血宁心。川牛膝，味微甘、微苦，性辛，归肝、肾经，其甘酸微苦，性善下行，能行血脉、消瘀血、破癥瘕、散恶血、通经脉，有引血下行之功，《本草经疏》曰："走而能补，性善下行。"上述几味药物配伍，治中有养，攻中宜补，走上、畅中、调下，可活血化瘀，引血下行，净心醒脑。瘀去络通，窍清心净，神明复位，其症自愈。柴胡，味苦、辛，性微寒，归脾、胃、肝、胆、三焦经，其体质轻清，气味俱薄，香气馥郁，性主升散，能行滞气、散结气、疏肝郁、清肝火、调肠胃、升清阳，尤善疏肝解郁。桔梗，味苦、辛，微寒，归肺经，其辛开苦泄，宣散开提，能宣肺散邪，利气宽胸，祛痰泄浊。枳壳味苦、辛，微寒，归脾、胃经，其气香味厚，性勇剽悍，走而不守，善泻胃实以开坚结，行瘀滞以调气机，能破坚结、消胀满、开痰癖、逐痰水、荡腑道、通便秘。三味药物如此配伍，清阳升则浊阴降，滞气开而痞满降，升降相宜，腑气通利，其症自愈。黄连味苦，性寒，归心、肝、胆、胃、大肠经，其苦以降阳，寒以胜热，气味俱厚，清上泻下，直折火势，能清肺热，泻心火，涤血热，除湿热。石菖蒲，味辛，性温，归心、肝、脾、胃经，其气薄清芳，味辛而温，一可开心窍、通心神、辟恶、利清阳；二可善辟秽涤痰而卫宫城，宣心思之结而通神明。生甘草味甘，性平，归十二经，其可益气补中，清热解毒，调和诸药。三药相伍，既可清心泻火，安神定志，又可化痰开窍，醒脑安神。心火得清，痰浊得除，清窍畅利，其症自愈。

【功效主治】 消脑化瘀。适用于血瘀有郁者。

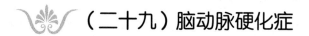

（二十九）脑动脉硬化症

> 脑动脉硬化症多见于50岁以上的老年人，属中医"眩晕""头痛"范畴。笔者认为本病的病因病机主要为年高体弱、阴精亏损、虚热内生、清窍失荣所致。根据"燥者濡之"的理论，故治疗上应以滋阴清热为主。

◆国医大师李辅仁

【处方】当归10g，何首乌20g，炒远志10g，珍珠母（先煎）30g，桑椹10g，天麻10g，茺蔚子10g，石菖蒲10g，钩藤（后下）10g，白蒺藜15g，炒酸枣仁20g，瓜蒌30g，川芎10g，菊花10g。

【功效主治】益肝肾，填精健脑，平肝潜阳。适用于肝肾亏虚、髓海不足所致老年痴呆症。

（三十）坐骨神经痛

坐骨神经痛，中医诊断为痹症（风寒痹阻型），乃风寒之邪壅阻血脉经络，络道不通，气血运行不畅所致。治宜祛风散寒，通络止痛。

◆方一　国医大师邓铁涛

【处方】当归15g，丹参15g，乳香5g，没药5g，生地黄15g，赤芍15g，白芍15g，甘草5g。

【功效主治】活血化瘀，通络止痛。主治腰腿痛，坐骨神经痛。

◆方二　国医大师李辅仁

【处方】功劳叶15g，金毛狗脊10g，独活10g，当归尾20g，川芎10g，追地风15g，千年健15g，桂枝5g，防风10g，黄芪20g，炒白术15g，木瓜10g，桑寄生20g，枸杞子10g。

【用法】煎2次共得煎液300ml，早晚饭后2小时各服150ml。

◆方三　国医大师朱良春

【处方】全蝎15g，金钱白花蛇20g，六轴子（即闹羊花之种子，剧毒）4.5g，炙蜈蚣10条、钩藤30g。

【用法】共研细末，分作10包。每服1包，第1天服2次，以后每晚服1包，服完10包为1个疗程。

【功效】搜风逐邪。适用于坐骨神经痛。

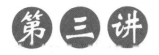

外科病·验方秘方

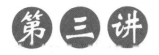 （一）泌尿系结石

泌尿系结石又称尿石症，是泌尿系统的常见病，根据发病部位可分为肾结石、输尿管结石、尿道结石和膀胱结石，其中以肾结石和膀胱结石最为常见。一般直径在0.4cm以下的光滑圆形结石，可以自动排出，肉眼可见。如结石大于0.6cm，或呈方形、多角形，表面粗糙者，很少能自行排出。在结石排出过程中，容易擦伤肾盂和输尿管黏膜，引起出血、感染从而引发小便淋沥涩痛等症状，中医学称之为"石淋"。

◆方一　国医大师邓铁涛

【处方】金钱草30g，生地黄15g，广木香5g，鸡内金10g，海金沙（冲服，或琥珀末或与海金沙交替使用）3g，甘草3g，川木通9g。

【加减】小便涩痛者加小叶凤尾草24g，珍珠草10g；血尿者加白茅根30g，淡豆豉10g，三叶人字草30g；气虚明显者加黄芪30g；肾阳虚者加附桂或附桂八味丸加金钱草、琥珀末之类治之。

【功效主治】利水通淋，化石排石。主治泌尿系结石。

◆方二 国医大师郭子光

【处方】制附子（先煎1小时）25g，肉桂（后下）10g，巴戟天20g，仙茅20g，石燕20g，琥珀20g，鸡内金20g，海金沙（布包）20g，冬葵子15g，郁金15g，桃仁15g，王不留行15g，牛膝15g，乌药15g，金钱草30g。

【用法】配合饮水，拍打等辅助治疗。

【功效主治】温阳活血，利湿通淋。适用于结石在脏。

◆方三 国医大师郭子光

【处方】金钱草30g，海金沙（布包）20g，鸡内金15g，郁金15g，冬葵子15g，石韦15g，枳壳15g，乌药15g，瞿麦15g，牛膝12g，桃仁12g，茵陈25g。

【用法】每日1剂，煎水3次分服。

【功效主治】清热利湿。适用于结石在腑。

◆方四 国医大师郭子光

【处方】白芍30g，甘草10g，延胡索15g，罂粟壳12g。绞痛时急煎顿服，以免痛甚伤气，并配合饮水、跳跃等辅助治疗。

【功效主治】清热利湿，行气化瘀。适用于泌尿系结石。

◆方五 国医大师张琪

【处方】金钱草50g，三棱15g，莪术15g，鸡内金15g，丹参20g，赤芍15g，红花15g，牡丹皮15g，瞿麦20g，萹蓄20g，滑石20g，车前子15g，桃仁15g。

【用法】水煎，每日1剂，早晚温服。

【方解】金钱草清热解毒、利尿排石，同时能活血化瘀，为治疗尿路结石首选；三棱、莪术、鸡内金破积软坚行气；赤芍、牡丹皮、丹参、桃仁、红花活血化瘀、散痛消肿，再配以萹蓄、瞿麦、滑石、车前子利湿清热；诸药相伍，共奏溶石排石之效。

【加减】患病时间长了，会导致正气亏虚，所以应扶正与祛邪兼顾，肾气虚者可以加入熟地黄、枸杞子、山药、菟丝子等；肾阳不足者，加入肉桂、附子、小茴香等；兼有气虚者，可以适当配合党参、黄芪。张教授曾治一肾结石患者，经用一般排石药物治疗无效，后发现患者面色萎黄、气短易倦等气虚现象，于是在消坚排石汤中加入黄芪30g，党参20g，服药30剂，结石随小便排出。

【按】朱良春老师治疗泌尿系结石首辨虚实，燮理阴阳，其特色乃汲取古方之严谨，经验方之灵活，民间单验方之特效，把古方、经验方、单方、草药熔为一炉。且注重"临时制宜，随证加减"，如自拟"通淋化石汤"治尿石实证，"增水益气排石汤"治尿石气阴两虚症，"济生肾气三金汤"治疗尿石肾阳虚衰证，参苓白术散加味治疗肾结石，历年来治疗各种泌尿系结石，疗效卓著，经验独到，今选析如下：清利温阳治新病，通淋化石新方订。朱良春指出："泌尿系结石的治疗方法较多，但总不能离开整体治疗原则，因此既要抓住石淋为下焦湿热蕴结，气滞血瘀，又要注重湿热久留，每致耗伤肾阴或肾阳。故新病应清利湿热，通淋化石，久病则需侧重补肾或攻补兼施，抓住肾虚，气化无力，水液代谢失常，杂质日渐沉积形成结石之病机。"朱良春自拟"通淋化石汤"（基本方由鸡内金、金钱草、海金沙、石见穿、石韦、冬葵子、芒硝、六一散、桂枝、茯苓组成）。方以清利为主，佐以温阳，方中鸡内金、金钱草为对药，一以化石，一以排石。金钱草清热利尿、消肿排石、破积止血，朱良春大剂量使用，对泌尿系结石的排除尤有殊效。海金沙、石见穿为对药，海金沙味甘、淡，性寒，淡能利窍，甘能补脾，寒能清热，故治尿路结石有殊效，石见穿苦辛平，健脾胃，消积滞，能助鸡内金攻坚化石，亦助金钱草通淋排石。石韦、冬葵子为对药，一为利水通淋止血、泄水而消瘀，一为甘寒滑利，通淋而排石，乃取《古今验录》"石韦散"之意。又伍以芒硝、六一散为对，芒硝味辛、苦、咸，性寒，有泄热、润燥、软坚、化石之功，六一散利六腑之涩结，亦有通淋利水排石之著效，尿路结石用芒硝，有通后者通前之妙，病在前，而病之机窍在后，当取反治，乃有局方"八正散"用大黄之意，医者昧于此，往往难免束手无策。朱良春又妙伍桂枝、茯苓为对，取仲景"五苓散"之意，通阳化气行水，桂枝通阳于外，茯苓通阳于下，化机鼓荡，气化水，水化气，使全方活泼泼一片化机，盖清利之中辅以温阳，颇能提高利水排石的疗效，亦可顾扶肾气，使命火旺盛，气化蒸腾有力，水液代谢复常。乃是抓住了化石排石治法之根本，亦是燮理阴阳寒热之举，更能免除久服清利苦寒药伤脾败胃之弊。增液益气治久病津盈气足排石灵，朱良春指出：气阴两虚型泌尿结石多为久病或久服清利药伤阴所致，临床多见腰痛、血尿、手心热、尿短频、头眩、颧红、口干、盗汗、失眠、舌红少苔、脉细数等症状，治宜调补扶正。

盖扶正者，治肾也，治肾者增液补气也。感染急发是祛邪为主，祛邪者治膀胱清湿热也。又因气化原由阴以育，故调气排石当育阴以化气，增液为主益气为辅，尤其是那些久治不愈、久服清利中药伤及阴津者，必须增液益气排石并用。夫欲通之，必先充之，气足则推动结石之力强，津液盈满则水深舟自浮。实践证明增液药能清、能润、能通，又能缓解绞痛，控制感染，使尿路炎症速得减轻以至消失。朱良春自拟"增液益气排石汤"（基本方由生地黄、生黄芪、玄参、麦冬、升麻、怀牛膝、桂枝、生白芍、鸡内金、金钱草、石韦、冬葵子组成）。历年验证临床，屡收殊效，方中生地黄、生黄芪为对，一以增液生津，滋肾，润沃枯涸，涤荡乾着，一以补中益气，实脾升陷，益胃生津，此乃甘寒补气之法。伍以玄参、麦冬为对，意清金补水，养阴增液，实践证明玄参有软坚散瘀、溶石化石作用。升麻、牛膝为对，一升一降，取其升降相因，调正气机以助气化，桂枝、生白芍为对，取其滋阴和阳、调和气血，且桂枝和而不烈，刚而不燥，有温煦暖营、兴奋枢机之妙。可发汗，可止汗，可祛邪，可扶正，可降逆，可升陷，可通利小便，可固摄小便。再辅以大剂量鸡内金、金钱草为对，以化石排石。石韦、冬葵子为对，通淋止血，泄水消瘀，通利排石，有血尿者加琥珀、小蓟或白茅根、墨旱莲。朱良春以此方治愈病例较多，疗效确切，久服无耗气伤阴之弊。

（二）胆结石

人体肝细胞分泌的正常胆汁中，胆盐浓度较胆固醇浓度约高6.6倍，这时胆固醇可与胆盐结合，形成悬浮型超微颗粒。若胆固醇过多或胆盐过少，则胆固醇会发生沉淀形成结石。

◆方一　国医大师邓铁涛

【处方】柴胡10g，太子参15g，金钱草30g，郁金12g，白芍15g，蒲黄6g，五灵脂6g，甘草3g。

【加减】热盛者去太子参加黄芩、栀子；湿盛者去太子参加茵陈、川木通；大便秘结者去太子参加玄明粉、枳壳或大黄；脾虚较甚者加茯苓、白术。

【功效主治】疏肝利胆排石，健脾活血。主治胆囊炎，胆石症。

◆方二　国医大师吕景山

【处方】金钱草15～30g，海金沙（布包）10～15g。

【方解】金钱草清化湿热，利胆退黄排石；海金沙通利水道。二药伍用，清热利尿、通淋排石的能力增强。

（三）膝关节骨性关节病

膝关节骨性关节病，是中老年人的一种常见病、多发病。从本组病例观察，该病的临床特征主要表现为关节疼痛和活动障碍。这也是造成患者痛苦的主要证候。从现代病理学的角度看，导致关节疼痛的原因有：一是由于变性的关节软骨剥脱，脱落于关节内的软骨碎屑和增生的骨赘刺激关节滑膜引起的继发性滑膜炎；二是增厚、挛缩、粘连的关节囊、关节韧带、肌肉受到扭伤和过度牵拉；三是关节软骨退变出现龟裂、变性，使软骨下松质骨裸露，关节活动时升高的液体静力压作用于松质骨表面的软组织；四是骨内微循环瘀滞所致的骨内压升高。临床发现，由于前三种原因致痛者，其特点为活动或劳累后加重，休息后减轻；由后一种原因致痛者，其特点为夜间休息时疼重，活动后减轻。二者均有受风遇冷后疼重的共同特点。导致关节活动障碍的原因：一是因疼痛引起的防御性肌痉挛；二是关节囊、关节韧带、关节滑膜的增厚、挛缩、粘连；三是骨赘和游离体的形成。从中医学的角度看，疼痛主要是因故于骨脉痹阻、气血瘀滞，关节活动障碍则是由于筋骨失养、束润关节失司所致。

◆方一　国医大师邓铁涛

【处方】海桐皮12g，细辛3g，祁艾叶12g，荆芥9g，吴茱萸15g，红花9g，桂枝9g，川续断9g，当归尾6g，羌活9g，防风9g，生川乌12g，生姜12g，生葱连须5条。

【用法】煎水加米酒30g，米醋30g，热洗患处，每日2次。

【功效主治】祛风活血，通络止痛。主治肢节疼痛，风寒湿痹，瘀痹。

◆ 方二　国医大师李辅仁

【处方】独活10g，桑寄生20g，当归尾20g，鸡血藤20g，牛膝20g，赤芍20g，延胡索10g，厚朴10g，茯神20g，葛根15g，木瓜15g，甘草3g，川续断10g，白术15g。

【用法】水煎服，每日1剂。

【方解】独活味辛、苦，性温，归肝、肾经，其辛香走窜，升中有降，能散风邪、除伏风、通经络、利关节、胜湿气、止疼痛；且辛散温通，芳香浓郁，能散风寒、开腠理、透毛窍、止疼痛，在方中能解表散寒通经，祛风胜湿止痛。桑寄生味苦、甘，性平，归肝、肾经，其苦甘平和，不寒不热，能祛风湿、通经络、补肝肾、强筋骨、益血脉、利关节，可祛风湿、补肝肾。川续断，味苦、辛、甘，性温，归肝、肾经，其气味俱厚，兼入气血，能祛风湿、行百脉、调气血、补肝肾、强筋骨、利关节；且辛温性涩，可行可止，行而不破，止而不滞，能行瘀血、生新血、调血脉、消肿痛、续筋伤、疗骨折，在方中能祛风湿，强筋骨，活血络，为疏通气血筋骨之要药。针对"湿"邪配用了白术以燥湿健脾，益气和中；木瓜以舒筋和络，化湿和中；厚朴以化湿醒脾，行气和中。如此配伍，则脾健胃和，湿祛络通，气血调和，营卫畅利，其痛自止。在方中又配用了赤芍活血祛瘀，通络止痛；鸡血藤温通经脉，活血通络；当归尾补血活血，祛瘀止痛；延胡索活血化瘀，行气止痛；川牛膝破血通经，强筋蠲痹，且能引血下行，周流百脉。

【功效主治】补益肝肾，宣痹止痛。适用于肝肾不足，又感风寒湿邪侵袭所致风湿性关节炎。

◆ 方三　国医大师李辅仁

【处方】鸡血藤30g，制川乌10g，制草乌10g，木瓜30g，刘寄奴30g，姜黄30g，伸筋草30g，透骨草30g，川芎15g，秦艽15g，桂枝15g，细辛5g，防风15g，羌活15g，独活15g。

【做法】将中药入锅干炒，炒热后，加入250g醋再炒，炒至醋完全吸入药中，把炒好的药分别放入两个纱布袋中备用。

【用法】每次使用前将药袋上笼蒸15分钟即成热敷袋。蒸后用干毛巾包裹热敷袋，使其不烫皮肤即可，将两个热敷袋分别放在疼痛关节部位。如膝部、肩部、手部关节疼痛可将两个热敷袋分别放在部位上下；腰椎、颈椎部位疼痛将热敷袋放在部位下面即可。当热敷袋慢慢冷却时，可逐层拿掉包裹的毛巾，一般每天热敷40分钟左右。热敷袋可反复使用15天左右，还可以用来蒸脚。但要注意：夏天要将热敷袋放在通风干燥处，防止中药发霉。

（四）颈椎病

颈椎病是由于颈椎椎间盘退化导致颈椎间隙变窄、骨质增生，从而刺激或压迫神经根、脊髓、椎动脉或交感神经等组织，并引起相应的临床症状，是一种常见的中老年疾病。

本病可分为4型。神经根型颈椎病以颈肩臂疼痛及上肢麻木为主要症状，患者颈项强直检查有神经根牵拉试验、压头试验阳性，肱二头肌腱或肱三头肌腱反射减弱或消失，X线片可见颈椎间隙狭窄、椎体前后缘增生、椎间孔变形等征象。脊髓型颈椎病表现为四肢麻木、肌力减弱、行走笨拙，甚至不能站立、行走，严重者可发展至四肢瘫痪；检查可见肌张力增高，腱反射亢进，并可引出病理反射，脊髓造影有完全或部分横断性梗阻。椎动脉型颈椎病以眩晕为主要症状，常伴有恶心、耳鸣、猝倒，症状的出现与颈部活动有关，多在后仰或后旋时发病，旋颈试验阳性，椎动脉造影有异常改变。交感型颈椎病症状复杂，有眼部干涩、胀痛、视物模糊、肢体麻木、皮温降低、多汗或无汗、心律失常等症状。

中医学根据颈椎的发病机制和临床症状，将其分为痹痛型、眩晕型和痉症型3种类型。若筋骨虚寒、风寒湿邪乘虚而入则发生为痹痛型，以上肢窜痛、麻木为特征；若肝阳上亢、气血亏虚或痰湿中阻则发生为眩晕型，以眩晕为特征；若肝肾亏虚、筋脉失养则发生为痉症型，以手足拘挛为特征。

◆方一 国医大师任继学

【处方】独活9g，秦艽9g，防风9g，艾叶9g，透骨草9g，刘寄奴9g，苏木9g，赤芍9g，红花9g，穿山甲珠9g，威灵仙9g，乌梅9g，木瓜9g。

【用法】上药水煎，趁热熏洗患处，每次30～40分钟，每日2～3次，10天为

1个疗程。

【主治】气滞血瘀型及痹症型颈椎病。

◆方二　国医大师任继学

【处方】三七10g，川芎15g，血竭15g，乳香15g，姜黄15g，没药15g，杜仲15g，天麻15g，白芷15g，川椒5g，麝香2g。

【用法】前10味药共研细粉，放入150ml白酒微火煎成糊状再用，或用米醋拌成糊状，摊在纱布上，并将麝香涂在上面，敷于患处。药干后可重新调成糊状再用，每剂药可连用3～5次，15次为1个疗程。

【主治】各型颈椎病。

◆方三　国医大师任继学

【处方】当归、羌活、藁本、制川乌、黑附子、川芎、赤芍、地龙、血竭、石菖蒲、灯心草、细辛、桂枝、紫丹参、防风、莱菔子、威灵仙各300g，红花30g，乳香200g，没药200g，冰片20g。

【用法】将上药除冰片外共研细末，和入冰片，装入枕芯，枕垫于患者头颈下，每日使用6小时以上，3个月为1个疗程。

【主治】各型颈椎病。

◆方四　国医大师任继学

枣核大艾炷18～36壮。选用夹脊穴（第1胸椎至第5腰椎，棘突下旁开0.5寸，一侧17个穴，左右共34穴）及阿是穴为主，配合大椎、肩井、风池、肩贞、合谷、足三里等，按艾炷隔姜灸法，每次灸3～6个穴位，每穴3～6壮，每日1次，10次为1个疗程。

◆方五　国医大师任继学

【处方】伸筋草、透骨草、荆芥、防风、防己、附子、千年健、威灵仙、桂枝、路路通、秦艽、羌活、独活、麻黄、红花各30g。

【用法】上述药物研成粗末，装入长12cm、宽10cm的布袋内，每袋150g。用时将药袋加水煎煮20～30分钟，稍凉后将药袋置于患处热敷，每次30分钟，每日1次，2个月为1个疗程。热敷时以皮肤耐受为度，每袋用2～3天。

【主治】各型颈椎病。

◆方六　国医大师任继学

【处方】伸筋草、五加皮、乳香、没药各12g，秦艽、当归、红花、土鳖虫、路路通、桑叶、桂枝、骨碎补、炙川乌、炙草乌各9g。

【用法】上药加水煎煮20分钟，过滤取药液温浴患部，每日1次，每次20分钟，7次为1个疗程。

【主治】各型颈椎病。

◆方七　国医大师任继学

【原料】王不留行。

【用法】选择颈椎耳穴相应部前后对称贴压，3天换贴1次，治疗期间酌情进行耳穴局部按摩。双耳贴压10次为1个疗程。

【主治】各型颈椎病。

◆方八　国医大师任继学

【处方】葛根25g，当归15g，川芎30g，黄芪35g，蜈蚣3条，天麻9g，地龙15g，白芍15g，钩藤20g，五灵脂15g，泽兰15g，丹参20g。

【用法】每日1剂，水煎分2～3次，口服，7天为1个疗程。一般服用5～6个疗程。

【方解】方中白芍酸甘化阴，舒缓挛急，柔肝止痛，主治筋脉失养诸症，芍药总苷有抗炎、镇痛、消除神经根周围组织水肿、充血的作用，同时对中枢性、末梢性横纹肌疼挛有显著的镇静作用，能够明显缓解颈椎病的疼痛及颈部不适诸症。天麻入肝经，能使脑血流量增加，血管阻力下降，且有镇静的作用，与芍药为伍可调和血脉，缓急止痛。钩藤解痉止痛，息风定惊。葛根发表、解肌、止痉，专治项背强痛，且能引药上行直达病所；葛根素有较强的扩张血管的作用，能调节前庭自主神经功能，改善椎基底动脉供血，有改善脑循环作用。黄芪、当归益气养血治其本。当归含有挥发油，有增强血液循环作用，能通痹止痛。现代药理研究也证实黄芪有扩张血管的作用，能改善血液循环，扩张血管，增加血流量。蜈蚣含有溶血性蛋白质、多种肽及氨基酸，能抗惊厥，有息风通络止痛的作用。地龙含有地龙素，有溶栓作用，能通血脉，利关节，消瘀滞，疗痹痛。独活含有内酯类，能祛风湿止痛。诸药共用能有效地消除神经根脊髓的水肿、椎动脉的痉挛及脑部的缺血缺氧，从而达到治疗颈椎病的目的。

【加减】兼手指麻木者加羌活10g，地龙12g，鸡血藤20g，首乌藤20g；兼恶心、呕吐者加法半夏9g，竹茹15g，天南星6g，炒白术15g，生姜6g；痛甚者重用葛根35g，秦艽15g；肝肾亏损者加续断15g，炒杜仲15g；风寒痹阻型重用防风15g，独活15g，荆芥15g，羌活15g；血瘀重者加水蛭3g。临床运用该方可配合颈椎牵引、理疗、针灸及中药离子局部熏蒸效果更佳。

【功效主治】补气养血，祛风散寒，温通经络，活血化瘀，止痛。主要治疗各型颈椎病，证属肝肾不足，气血瘀滞，筋脉失养；症见颈根部成电击样向肩、上臂、前臂乃至手指放射，且有麻木感，或以疼痛为主，或以麻木为主；进行性双下肢麻木、发冷、疼痛，走路无力，易绊倒，不能跨越障碍物；部分患者可有头晕、耳鸣、耳痛、握力减退及肌肉萎缩；或伴有心律失常，心动过速；头颈部转动时症状可明显加重等。兼治腰椎间盘突出症、腰椎管狭窄症等证属肝肾不足、气血瘀滞、筋脉失养者。

（五）急性腰扭伤

急性腰扭伤为一种常见病，多由姿势不正、用力过猛、超限活动及外力碰击等造成软组织受损所致。本病发生突然，有明显的腰部扭伤史，严重者在受伤当时腰部有撕裂感和响声。伤后立即出现腰部疼痛，呈持续性剧痛，次日可因局部出血、肿胀，腰痛更为严重；也有的只是轻微扭转一下腰部，当时并无明显痛感，但休息后次日感到腰部疼痛，腰部活动受限，不能挺直，俯、仰、扭转感困难，咳嗽、打喷嚏、大小便时可使疼痛加剧。站立时往往用手扶住腰部，坐下时用双手撑椅子以减轻疼痛。

◆国医大师吕景山

【取穴】后溪：握拳，于第五掌指关节后缘，当手横纹头赤白肉际处取穴，直刺0.5～1寸。

昆仑：正坐，足着地或俯卧，足外踝尖与跟腱水平连线之中点处取穴，直刺0.5～1寸。

【方解】后溪、昆仑伍用，统治腰背疼痛诸症。

（六）肛 裂

肛管的皮肤全层纵行裂开并形成感染性溃疡者称肛裂。本病好发于青壮年，女性多于男性。肛裂的部位一般在肛门前后正中位，尤以后位多见，位于前正中线的肛裂多见于女性。临床上以肛门周期性疼痛、出血、便秘为主要特点。中医学将本病称为"钩肠痔""裂痔"。

◆国医大师邓铁涛

【原料】煅炉甘石粉3份，珍珠层粉1份，和匀，凡士林适量，搽。

【功效主治】收敛生肌。主治肛裂。

（七）阑尾炎

阑尾炎是现代医学名称，属中医学"肠痈"范畴，是外科急腹症中最常见的一种疾病。

肠痈一病的诊断，一般无多大困难，腹痛开始于上腹部或脐周痛，随后转移至右下腹，呈持续性疼痛，麦氏点压痛、反跳痛，轻度腹肌紧张。有的患者右下肢伸直时牵引右下腹疼痛。部分患者体温轻度升高，白细胞计数一般较高。阑尾穴压痛阳性。一般可伴有恶心呕吐，胃纳不佳，大便不畅，小便微黄等。舌苔黄或厚腻，脉象多滑或滑数。

◆方一 国医大师邓铁涛

【处方】生大黄（后下）15g，蒲公英15g，牡丹皮9g，皂角刺12g，芒硝（冲服）6g。

【功效主治】清热泻下，主治急性阑尾炎；阑尾脓肿（药物组成中去芒硝）。

针灸疗法：刺针阑尾穴（双侧），用泻法深刺之，运针10～20分钟，接电针机30分钟，再留针1小时。每天2次，连刺3天。

外敷法：三黄散外敷。用蜂蜜适量加水调匀，敷患处，药干即换。

◆方二　国医大师邓铁涛

【处方】生大黄9g，牡丹皮9g。

【加减】痛甚加蒲公英或三七粉；热甚加紫花地丁、金银花、连翘；出现包块（阑尾脓肿）加皂角刺；虚人于后期酌加党参或西洋参以扶正。

【功效主治】清热泻下。主治慢性阑尾炎。

妇科病·验方秘方

（一）痛 经

痛经是指经期前后或行经期间，出现下腹部痉挛性疼痛，并有全身不适，严重影响日常生活的病症。本病分原发性或继发性两种。经过详细妇科临床检查未发现有盆腔器官明显异常者，称原发性痛经，也称功能性痛经。继发性痛经则指生殖器官有明显病变者，如子宫内膜异位症、盆腔炎、肿瘤等。中医痛经辨证分5种证型：气滞血瘀、寒湿凝滞、湿热瘀阻、气血虚弱、肝肾亏损。

◆国医大师颜德馨

【处方】小茴香3g，干姜2g，肉桂5g，川芎5g，没药5g，生蒲黄12g，五灵脂12g，延胡索9g，赤芍9g，紫石英30g。

【方解】方中用肉桂、川芎、赤芍温经散寒、养血通脉；干姜、小茴香暖肝散寒，和中降逆；失笑散（生蒲黄、五灵脂）甘温行血、化瘀通经止痛，没药、延胡索疏肝理气、行气止痛，使气行则血行；紫石英温补冲脉，祛寒暖宫。诸药合用，使寒邪去而阳气生，瘀血去而血脉通。共奏温经散寒、活血止痛、暖宫祛瘀之功。

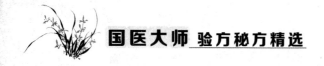

（二）崩 漏

崩漏是指妇女周期性子宫出血，其发病急骤，暴下如注，大量出血者为"崩"；病史缓，出量少，淋漓不畅者为"漏"。崩与漏虽出血情况不同，但在发病过程中两者常互相转化，如崩血量渐少，可能就转化为漏，漏者发展又可能转变为崩，故临床多以崩漏并称。本病尤以青春期和更年期妇女多见。崩漏可见于西医学的功能性子宫出血及其他原因引起的出血。

◆方一 国医大师班秀文

【处方】鸡血藤20g，丹参15g，熟地黄15g，白芍10g，续断10g，阿胶10g，益母草10g，蒲黄炭10g，煅牡蛎30g，甘草6g。

【用法】每日1剂，水煎服。

【方解】方中熟地黄、阿胶、白芍、续断、益母草温补肝肾，固冲止血；鸡血藤、丹参养血，祛瘀生新，化中有止，化瘀而不伤正；蒲黄炭、煅牡蛎固摄止血，止中有化，使血止而不留瘀；白芍、甘草合用即芍药甘草汤既能酸甘化阴，又可缓急止痛。诸药合用，共奏温补肝肾，固冲止血之功。

【功效主治】补益肝肾，固冲止血。适用于肝肾亏损、冲任不固所致的崩溃。

◆方二 国医大师朱良春

【处方】生黄芪18g，炒白术18g，生地黄18g，川续断18g，白头翁18g，茜草10g，生白芍10g，海螵蛸10g，贯众30g。

【功效主治】清热凉血止血。主治阴虚血热、阴虚火旺之崩漏。

◆方三 国医大师朱良春

【处方】炙黄芪30～60g，山茱萸24g，炒白术20g，乌梅15g，海螵蛸15g，艾叶15g，阿胶（烊化）10g，茜草10g，炙甘草10g，血余炭9g。

【用法】每日1剂，水煎服。

【功效主治】温补肝肾，固冲止血。主治血崩漏。

◆方四　国医大师李琦

【处方】海螵蛸20g，莲房炭50g，生地黄炭40g，当归10g，胡黄连10g，知母15g，升麻10g，白芍20g，木香10，煅牡蛎20g，甘草20g，大枣10枚。

【用法】每日1剂，水煎服。

【功效主治】和胃益气，滋阴敛血，固经止漏。主治崩漏（功能性子宫出血）。

◆方五　国医大师李振华

【处方】黄芪30g，党参15g，白术10g，茯苓15g，当归10g，醋白芍15g，远志10g，炒酸枣仁15g，醋柴胡6g，升麻6g，地榆炭12g，阿胶（烊化）10g，广木香6g，炙甘草6g，米醋120ml。

【用法】每日1剂，水煎服。

【功效主治】益气健脾，举陷固脱，养血止血。主治脾胃虚弱、中气下陷之崩漏。

◆方六　国医大师周仲瑛

【处方】党参15g，枸杞子12g，鹿角霜10g，赤芍10g，牡丹皮10g，生地黄12g，炙龟甲（先煎）10g，阿胶（烊化）10g，水牛角（先煎）12g，墨旱莲15g，血余炭10g，煅人中白6g。

【功效主治】补气，固中任。适用于阴阳俱虚所致的崩漏。

◆方七　国医大师何任

【处方】小茴香3g，炒当归9g，鹿角霜6g，女贞子12g，沙苑子9g，党参15g，淡肉苁蓉9g，补骨脂12g，淡竹茹15g，紫石英12g，枸杞子9g，墨旱莲9g。

【用法】崩漏一般以塞流止血为多，摄止以后，即服本汤以补益冲任，以扶其正，连服一二个月，每日煎服1剂，崩漏不再复作。

【功效主治】补冲任，益肝肾。主治崩漏久治不愈（包括经西医妇科诊断为功能性子宫出血，或人流后出血量多如崩或淋漓不净，或疑似子宫内膜异位致崩等）。

【按】本方适用于冲任虚寒者。证见出血量多淋漓不断，色淡红、精神萎靡，头目虚眩，面色晦暗，尿频而长，大便溏薄，舌淡苔薄白，脉沉细或微弱，尺脉尤甚。

◆方八　国医大师何任

【原料】莲子（去心）60g，腐竹、瘦肉各100g，发菜、调料等各适量。

【做法】①先将莲子、腐竹洗净，腐竹切段；瘦肉洗净，切片。②锅中放花生油少许，炒瘦肉，加入清水、莲子、腐竹、发菜、调料等，煮至莲子熟烂即可，佐餐食用。

【主治】血尿、久泻白带、崩漏。

【按】中医学认为崩者脏损伤，漏者劳伤气血，均为冲任二脉受损之故。常见原因有肾阳虚衰，血海失固；心气下陷，气不摄血；肾阴亏损，血热偏亢；肝不藏血；郁怒伤肝，气滞血瘀；脾阳不振；脾湿不化，湿热下注，脾不统血等。以上因素导致心、肝、脾、肾功能失调，冲任受损，发生崩漏。

治疗崩漏，调理脾胃是首要环节，盖脾胃居中，为气机升降之枢纽，若脾胃不健，则气机升降失其常度，气不顺，血不安，则循环失常。再则，脾胃为气血生化之源，崩漏止后，更需调理脾胃以资化源，巩固疗效，以防复发。气为血帅，血随气行，气调则血循常道，气乱则妄行无度，气充则摄血有权，血液自无下溢之变，气畅则血液流通，瘀积自消，故调气一法，甚为重要。补养肝肾是治疗崩漏的重要措施之一，因冲任二脉隶属于肝肾，肝肾亏损则冲任失养，气机失调。因此，补养肝肾，即是调养冲任。

中医学强调治病必求其本，而于崩漏一证因以失血为主，在治疗时应配伍止血药治标，可较快地止血。益气止血调冲任为标本赚顾之法。方中重用黄芪补气升提，尤善固经止崩；党参、茯苓、炒白术健脾益气；当归养血活血使新血能生，瘀血能祛；香附、益母草理气活血，补而不滞；地榆炭、阿胶珠、熟地黄炭、蒲黄炭长于止血治崩。全方益气活血止血，固血调冲任，使血止而经调。

崩漏患者不同的年龄阶段是辨证的重要参考，临床上崩漏以青春期、更年期多见。青春期禀赋不足，天癸初至，肾气较弱，冲任不盛，不能调摄经期，制约经期现发生崩漏；更年期肾气渐衰，天癸将竭，冲任脉虚，脏腑功能逐渐衰退出现肝肾亏损或脾气虚弱，故在治疗上应根据青春期重在补肾气，调冲任；育龄期重在疏肝养肝，调冲任；更年期重在滋肾调肝，扶脾固冲任。灵活进行辨证诊治。

（三）子宫肌瘤

本病可根据其临床表现，如子宫增大，久不怀孕，月经不调，阴道不规则出血，痛经、腰痛等结合妇科检查、基础体温测定、内分泌检查，以用实验室检查如B超、X线等做出诊断。治疗时采用扶正为先，或祛邪为主，或扶正祛邪并进，随症施治。

◆方一　国医大师周仲瑛

【处方】水牛角（先煎）20g，赤芍10g，牡丹皮10g，生地黄15g，焦栀子10g，大黄炭10g，炙龟甲10g，墨旱莲15g，紫珠叶15g，生槐花15g，海螵蛸15g，茜草炭15g，棕榈炭15g，侧柏叶炭12g，白及12g，白薇15g，淡豆豉10g。

【功效主治】补肾清肝，清热止血。适用于肾虚肝脾、瘀热动血所致子宫肌瘤。

◆方二　国医大师邓铁涛

【处方】桂枝12g，云茯苓12g，赤芍12g，桃仁12g，牡丹皮12g，三棱10g，莪术10g，炒穿山甲12g。

【加减】月经过多或经期延长可先服艾四物汤以止血。腹痛甚可加服失笑散或五灵止痛散。附宫肌瘤丸：桂枝、茯苓、赤芍、桃仁、牡丹皮、蒲黄、五灵脂各等份为末，炼蜜为丸，每丸6g，每晚服3丸。

【功效主治】活血化瘀，软坚散结。主治子宫肌瘤。

◆方三　国医大师何任

【处方】制香附、川楝子、蒲黄炭、延胡索、桂枝各9g，丹参、藤梨根、茜草、鳖甲各15g，桃仁、夏枯草各12g。

【用法】水煎服，每日1剂；或研制成水丸，每日2次，每次9g。

【功效主治】行气活血，温经通脉，破瘀消瘤。主治妇人癥瘕，子宫肌瘤。

（四）产后身痛

产后身痛多因产后气血虚弱，经脉失养，或产后易出虚汗，卫阳不固。外邪乘虚袭于经络所致。故在治疗上应首先重视产后多虚的特点，采取相应治疗措施。

◆国医大师路志正

【处方】太子参12g，麦冬9g，生黄芪15g，炒白芍9g，炒白术6g，首乌藤9g，丹参12g，墨旱莲6g，地龙3g，防风3g。

【用法】每日1剂，水煎服。

【主治】产后痹证。

（五）不孕症

凡夫妇同居1年以上，男方情况正常，没有采取避孕措施而未能怀孕，称为不孕症。婚后2年从未受孕，称为原发性不孕，有过生育或流产史，又连续2年以上不孕，称为继发性不孕。

◆方一　国医大师颜德馨

【处方】小茴香3g，延胡索9g，赤芍9g，官桂4.5g，没药4.5g，川芎4.5g，蒲黄（包）12g，五灵脂（包）12g，干姜2.4g，紫石英30g。

【方解】方中用官桂、干姜为君药。肉桂性体纯阳，峻补命门，能益火之源，以消阴翳，为温补肾阳之要药，治宫寒不孕之上品，《本草汇言》云："肉桂，散寒邪而利气，下行而补肾，能导火归原以通其气。"干姜大辛火热，能走能收，能温里散寒，助阳通脉。方中用五灵脂味甘，性温，归肝经。而蒲黄这味药，善入血分，走上彻下，无所不达，能行血滞，消瘀血，破气结，通血脉，为活血化瘀、行气止痛要药。小茴香、延胡索、没药三味药合用，则是为了行气化瘀：小茴香味辛微温，不燥不烈，能补命门，暖丹田、益肝肾、除寒湿、行滞气化病征病瘕，《本草汇言》云："茴香，温中快气之药也……其温中散寒，立行诸气，乃小腹少腹至阴分之要品也。"《医林纂要》云："茴香，大补命门，而升达于膻中之上，命门火固，则脾胃能化水谷而气血生，诸寒皆散诶。"而延胡索这味药，《本草求真》云："延胡索，不论是血是气，积而不散者，服此立能通达，以其性湿，则于气血能行能畅，味辛则于气血能润能散，所以理一身上下诸痛，往往独行功专。"正因为如此，《本草纲目》才称其为："玄胡索能行血中气滞，气中血滞，故专治一身上下诸痛，用之中的，妙不可言。"没药也为行气通脉、祛瘀散结之要药。由此可见，三者相伍，重点是解决气滞而兼顾血瘀。

【功效主治】温经散寒，暖宫祛瘀。适用于气滞血瘀、胞宫寒凝所致的不孕症。

◆方二　国医大师颜德馨

【原料】柚子1个，雄鸡1只，姜、葱、盐、味精、绍酒各适量。

【做法】将柚子去皮留肉，鸡杀后去毛，除内脏，洗净。将柚子肉放入鸡腹内，再放入锅中，加葱、姜、绍酒、盐、水、适量，将盛鸡肉的锅置盛有水的大锅内，隔水炖熟即成。

【用法】本品可供佐餐，宜常吃。

【主治】适用于痰湿型不孕症患者。

◆方三　国医大师颜德馨

【原料】鲜海虾400g，米酒250g，菜油、葱、姜末各适量。

【做法】鲜海虾洗净去壳，放入米酒。浸泡10分钟。将菜油放入热锅内烧热，再放入葱爆锅，加入虾、盐、姜连续翻炒至熟即成。

【用法】每日1次，每次50～100g。

【主治】适用于肾阳不足、形寒肢冷、性欲冷漠者。

◆方四　国医大师颜德馨

【原料】新鲜枸杞子250g。

【做法】新鲜枸杞子洗净，用干净纱布包好，绞取汁液。

【用法】每日2次，每次10～20ml。

【主治】适用于肝肾阴虚、肝气郁结。症见多年不孕、腰膝酸软、两胁胀满等。

◆方五　国医大师班秀文

【处方】白术3g，当归3g，白茯苓3g，黄芪（炒）3g，远志3g，龙眼肉3g，酸枣仁3g，木香1.5g，炙甘草1g。

【用法】加生姜、大枣，水煎服。

【功效】益气补血，健脾养心。

◆方六　国医大师班秀文

【处方】桂枝、茯苓、牡丹皮（去心）、桃仁（去皮、尖）、芍药各等份。

【用法】上药五味，研成细末，过筛混匀，每100g加炼蜜90～100g，制成大蜜丸如兔屎大。于空腹时服1丸，最多加至3丸。

【功效】活血化瘀，缓消癥块。

◆方七　国医大师班秀文

【处方】柴胡15g，当归15g，白芍15g，白术15g，茯苓15g，生姜15g，薄荷6g，炙甘草6g。

【用法】酌定量，作汤剂煎服。

【功效】疏肝解郁，健脾和营。

◆方八　国医大师班秀文

【处方】熟地黄9～30g，山药6g，枸杞子6g，炙甘草3g，茯苓4.5g，山茱萸3～6g（畏酸者少用）。

【用法】以水二盅，煎至七分，食远服。

【功效】补益肾阴。

（六）妇女更年期综合征

所谓更年期，就是从中年期向老年期的过渡时期。大多数妇女的更年期在45—55岁。一般而言，第一次月经来潮早的人，更年期来得比较晚。由于生育可以推迟女性的更生期。所以，没有生育史的人，更年期就比较早。就女性而言，部分妇女进入更年期后，首先出现生育能力衰退和月经紊乱的现象，最后出现绝经。有些更年期妇女产生自主神经调节失常和激素比例失调，导致失眠多梦，耳鸣眼花、头晕头痛、心悸胸闷、手足出汗、关节疼痛、肢体麻木、性欲冷淡或增强。也有一些妇女因代谢紊乱而加重高血压病、冠心病、高脂血症等某些疾患的症状。与此同时，表现出精神状态和心理状态的改变，产生悲观、忧郁、烦躁、不安、易怒、多疑、唠叨和神经质等表现，严重时甚至还有可能出现类似于精神病的症状。所有这些症状被统称为"妇女更年期综合征"。

◆方一　国医大师周仲瑛

【处方】柴胡5g，赤芍10g，制香附10g，夏枯草10g，牡丹皮10g，丹参10g，焦栀子10g，石斛10g，炒枳实12g，瓜蒌15g，桃仁10g，熟大黄5g，玄参10g，生地黄12g，桑寄生15g，炒酸枣仁20g，知母10g，苦丁茶10g，蒺藜10g，枸杞子10g，菊花10g。

【功效主治】清肝火、滋肝肾之阴、祛热。适用于水亏相火至、肝郁化火、瘀热阻滞所致的更年期综合征。

◆方二　国医大师李辅仁

【处方】当归15g，川芎10g，生地黄15g，白芍15g，炒远志10g，女贞子15g，墨旱莲15g，石菖蒲10g，香附10g，珍珠母（先煎）30g，茯苓20g，首乌藤15g。

【用法】每日1剂，水煎服。

【**加减**】肾虚者加仙茅、淫羊藿；气虚加黄芪、党参；水肿加猪苓、泽泻；手颤者加钩藤、生龙齿；头晕心烦者加白蒺藜、白薇等。

【**主治**】妇女更年期综合征。

（七）乳腺癌

乳腺癌是发生在乳腺组织的恶性肿瘤，是妇女最常见的癌肿之一。其发病率在我国十大恶性肿瘤中居第五位。乳腺癌发病与月经、婚姻、孕产、哺乳、体形、饮食习惯、乳房外伤、乳腺良性疾病、乳腺癌家族史及经济生活等因素有关。大多数发生于40—60岁绝经期前后的妇女，男性极少发生。

临床表现如下。

1. 乳房肿块

乳房长有硬块，多无疼痛，约1/3患者伴有不同程度的隐痛或刺痛。特别是位于乳房外上方的肿块，更应警惕。乳腺癌患者有95%以上有肿块出现。

2. 皮肤改变

乳房皮肤出现凹陷，类似"酒窝"，或局部皮肤变得粗糙，呈"橘皮样"改变。

3. 乳头症状

乳头可出现回缩、糜烂、溢液。

4. 乳房疼痛

乳房无规律地出现隐痛、钝痛、牵拉痛或刺痛，痛点固定，呈阵发性或持续性疼痛。

5. 乳房显著增大

皮肤红肿，为炎性乳腺癌。

6. 淋巴结肿大

区域性淋巴结肿大为首发症状，最多见于同侧腋下淋巴结肿大。

◆国医大师周仲瑛

【**处方**】炮山甲（先煎）10g，片姜黄10g，白薇15g，泽兰15g，泽泻15g，鸡血藤15g，天仙藤15g，路路通10g，炙僵蚕10g，炙全蝎5g，广地龙10g，川石斛10g，玄参10g，忍冬藤15g，海藻10g，夏枯草10g，制天南星10g。

【加减】本病临床根据癌瘤大小，及转移情况共分4期。中医药主要用于1～3期手术、放疗患者的配合治疗及4期患者的姑息治疗。其术后，创口久个愈合者，治拟补气养血，药用黄芪、党参、当归、茯苓、白术、丹参、白芍、升麻、炙甘草、大枣；乳腺癌手术后及上肢肿胀、功能障碍者，当活血通络，药用丹参、当归、乳香、没药、桑枝、桂枝、川芎、路路通、甘草。放、化疗中恶心呕吐、食欲缺乏者，可益气养胃，和中降逆，选用旋覆代赭汤或陈皮竹茹汤加减；白细胞减少者，宜填精补髓，用黄芪、黄精、紫河车、枸杞子、菟丝子、当归、虎杖、鸡血藤、白芍、太子参、陈皮；血小板下降者，当益气养阴、补血止血，用太子参、乌梢蛇、升麻、鳖甲、女贞子、生薏苡仁、阿胶、花生衣、大枣、炙甘草等。此外，若因放疗而局部皮肤破溃者，可用如意金黄散加香油调匀外敷，并另服小金丹。

目前经现代研究，有抗癌作用并常用于乳腺癌的中草药有：白英、重楼、龙葵、蒲公英、猕猴桃、了哥王、瓜蒌、鳖甲、硇砂、黄药子、天冬、菱角、山慈菇等，若能在辨证施治的基础上酌情选用，可提高临床疗效。

【主治】乳腺癌术后血脉损伤，局部血瘀气滞，水湿潴留，瘀热入络。

【按】本病始见于晋代《肘后备急方》，名为失荣，宋代《妇人大全良方》始名乳腺癌。其早期临床特点是单侧乳房的无痛性肿块，其位置60%于乳腺的外上方，较少在内上方、乳晕部、外下方及内下方。肿块的大小、质地、境界、活动度等与癌瘤的病理类型有关，如硬癌体积小，质地坚硬，境界不清，与周围组织有粘连、活动差，而髓样癌体积大，质地软，境界较清楚，与周围组织粘连较少，活动较好。晚期患者，病变累及胸肌和胸壁则肿块固定不移。

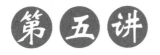

第五讲

儿科病·验方秘方

（一）小儿过敏性紫癜

> 紫癜病是以皮肤、黏膜出现暗色斑块、脑其他部位出血为主要表现的出血类疾病。中医学又称"肌衄""尿血"等。见于西医"血小板减少性紫癜""过敏性紫癜"等疾病。

◆国医大师张琪

【处方】紫草15g，牡丹皮15g，侧柏叶20g，茜草20g，仙鹤草30g，白茅根30g，生地黄15g，焦山栀子10g，小蓟30g，蒲黄15g，海螵蛸15g，白芍20g，当归15g，桂枝15g，玄参15g，麦冬15g，金银花30g，连翘20g，甘草15g。

【用法】水煎700ml，每服100ml，早晚各1次。

【方解】方中用紫草、牡丹皮、生地黄、侧柏叶、仙鹤草、白茅根、小蓟清热凉血；焦栀子、金银花、连翘清热解毒；茜草、海螵蛸、蒲黄止血；为防血止留瘀，方中蒲黄、当归、茜草、仙鹤草、白茅根、紫草又具有理血滞、散瘀血之功；热伤津液，故方中又伍以桂枝、白芍、玄参、麦冬、当归、甘草以酸甘化阴、养血生津。如此相伍，则热毒得解，血止瘀散。

【功效主治】清热解毒，凉血止血。适用于邪热蕴结，逼血妄行之紫癜。

本病在中医学上属于"斑""疹""衄血"范畴。一般多因阴虚阳亢血热妄行所致，但也有属于虚寒之类。时有热症表现者，采用清热解毒、凉血养阴、止血消瘀等法；表现虚证者，采用补气养血健脾宁心、滋养肝肾等法；兼有风热、湿者，宜酌加疏风清热和化湿之品。

（二）小儿口疮

小儿口疮是一种小儿常见的口腔疾患，它以口腔内唇颊、上腭黏膜、牙龈及舌边等处出现数量及大小不等的浅黄色或灰白色溃烂面，并见周围红赤疼痛为特征。本病常由脾胃积热、心火上炎、虚火上炎几种情况所引起。

◆国医大师徐军藩

选取几个较大而完整的鸡内金，用镊子夹住，在酒精灯上直接烧至焦黑，然后放在干净的白纸上，等冷却后压研成细粉，贮存于小瓶中。用时先把口腔漱干净，用少量鸡内金炭粉敷抹于患处。如果是舌尖溃疡，可将手洗净擦干，以少量鸡内金置于掌中，舌尖舔药即可。敷药后半小时内不要进食、饮水。每日2次或3次。药粉经唾液混合，可以含后咽下。适用于屡发而伴有消化不良的口腔溃疡，无明显红、痛者。

（三）小儿蛔虫病、蛲虫病及钩虫病

蛔虫病、蛲虫病及钩虫病是小儿最常见的三种肠寄生虫病。这些病不仅给小儿带来痛苦，还会影响健康。

病从口入。如饭前、便后不洗手，爱在潮湿泥土间游戏，爱吮手指，吃未经洗净的瓜果生冷食物等，都容易导致虫卵进入人体而发生疾病。

有蛔虫的小儿，可经常腹痛，面色青苍，形体消瘦，食欲缺乏，或易饥饿；有的饮食异常，不知饥饱，或嗜食异物，如土块、炉灰等。一般夜眠不安，睡中咬牙，爱俯卧，头上多汗，或肢冷等。

蛔虫于人体小肠内寄生，吸取养料以滋长繁殖，消耗小儿营养，日久脾胃受损，渐趋消瘦，面色不荣。由于经常腹痛，故颜面青苍。

由蛔虫引起腹痛的特征：疼痛部位在肚脐周围，时间多在空腹时或夜间睡眠后，疼痛时发时止，疼痛较剧时，涕泪交流，痛不可忍，平时则若无所苦，嬉笑如常。

◆国医大师王绵之

【处方】炒神曲300g，黄连（去须）300g，肉豆蔻（面裹煨）150g，使君子（去壳）150g，炒麦芽150g，槟榔（晒）120g，木香60g。

【用法】将上药碾细筛净，取鲜猪胆汁和为小丸，每丸重约3g。开水调化，空腹时服1丸。1岁以下小儿服量酌减。

【功效主治】杀虫消积，健脾清热。主治虫积腹痛、消化不良、面黄肌瘦、肚腹胀满、发热口臭、大便稀溏等。

【按】王绵之教授指出，上方是一种相对平和的药，是适宜于小孩子有虫积的方剂。方中肉豆蔻温中、涩肠、止泻，所以在脾胃虚、有积滞、有虫的时候用它，效果是非常好的。另外，在用使君子的时候要注意，它是用壳的，而使君子是要用肉的，它就像花生仁，一定要打开、敲碎、分量也要注意，不然它的功效发挥不出来。

1. **蛔虫病**

蛔虫病是幼儿常见的肠道寄生虫病。得了蛔虫病，有些孩子可表现为食欲不佳和腹痛，痛的部位在肚脐附近或稍上方。有些孩子还会出现神经系统的症状，如兴奋不安，睡眠不好，夜晚磨牙，易惊等，个别孩子有偏食和异食癖。蛔虫的寿命是1～2年，只要孩子注意个人卫生，不吃不洁食物，不吮手、饭前便后洗手，1年内，虫体就可自然从腹中排出，使孩子病愈，当然，也可给孩子服药，可用肠虫清或其他驱蛔药。

2. **蛲虫病**

在孩子3岁以内，如果卫生条件差，很容易患上蛲虫病。患了蛲虫病后，由于蛲虫的雌虫在夜间会到孩子肛门附近排卵，所以孩子主要的表现是屁股痒，有时还会搔抓而起皮炎。因此，蛲虫的寿命不过1个月。所以，只要注意每天洗烫孩子的衣裤和小褥单，不要让孩子吮手和抓屁股，做到饭前便后洗手，孩子就可自行痊愈。当然，为加速病愈，可给孩子服用药物，也可外涂药物。

3. 钩虫病

钩虫病多见于5—7岁的孩子。患了钩虫病后，皮肤有痒疹及葡行丘疹、小疱疹，孩子会因瘙痒而抓挠，因抓挠又引起炎病，当钩虫移行至肺可引起肺炎，移至肝、眼等处会引起相应反应。预防的方法是在流行区如华南、华中、四川、海南等地，不要让孩子光着脚在泥土中走或裸身坐在地上玩，以及加强粪便的无害化处理。

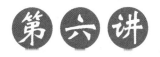

男科病·验方秘方

💮 （一）遗　精

遗精是指不因性生活而精液自行泄出的现象，有生理性与病理性的不同。1个月4次以上者，方是病理性表现，其中有梦而遗者为"梦精"，无梦而遗者为滑精，甚至清醒时精液自行滑出者为滑精。多由肾虚关不固，或心肾不交，相火妄动；或湿热下注，扰动精室；或脾虚不摄，精气外溢所致。

◆ 国医大师颜德馨

【处方】柴胡9g，熟地黄30g，紫石英30g，红花9g，桃红9g，赤芍9g，川芎9g，当归9g，枳壳5g，桔梗5g，牛膝5g。

【用法】水煎服，每日1剂。

【加减】早泄或梦遗者，去紫石英、牛膝，加黄柏9g，知母9g；阳痿，加蛇床子9g，韭菜子9g；不射精，加炮山甲9g，王不留行9g；睾丸胀痛，加橘核6g，川楝子9g，小茴香6g；睾丸肿块，加三棱、莪术、海藻、昆布各9g。

【方解】方中柴胡、枳壳、川芎、赤芍疏肝理气，条达气机，使肝主宗筋。桃红、红花、川芎、赤芍、当归、养血活血。熟地黄、牛膝、紫石英滋补肾阴。诸药合用共奏调理气机、滋补肾气、活血化瘀之功。

【功效主治】疏肝益肾，活血化瘀。主治遗精、早泄、阳痿、不射精、睾丸胀痛、肿块、阴囊缩等男科疾病。对专服补肾药，实其所实之久治不愈患者尤宜。

〔二〕阳 痿

阳痿是指男性生殖器不能勃起，或能举但不坚硬而早泄。本病有的与先天生长发育有关，有的是后天因病而致。而中医学认为，主要是以下两方面的原因为主。

（1）肝经湿热：因肝的经脉络于阴器，故肝经湿热，即可影响至生殖功能，发为阳痿。

（2）肾精不足：多由以下三方面因素产生：①先天；②脾肾两虚：先天肾精，须赖后天水谷之精的不断补充，如后天之脾不健，发生慢性消化不良如腹泻等病患，就会使肾精得不到正常的补充，发为阳痿。③房室竭精，淫欲过度，使肾精亏损，发为阳痿。此外，尚有风痹、痿躄等病，由于肝肾之虚，亦多引起阳痿，因其重点不在本病，故不论列。

◆方一 国医大师任继学

【处方】桃仁25g，香附15g，青皮15g，柴胡15g，清半夏5g，川木通5g，陈皮15g，赤芍15g，桑白皮15g，紫苏子10g，郁金10g，大腹皮10g。

【用法】水煎服，每日1剂。

【方解】方中柴胡、青皮、香附疏肝解郁，舒筋活络：土壅则木，所致又配清半夏、陈皮、紫苏子理气化痰，和胃畅中，以助之疏泄条达。气郁开则百脉舒，湿痰去则筋络通。气血通利，百脉调和，宗筋自舒。在方中又配用了桃仁，其味苦，性平，归心、肝、大肠经，善入血分，能散瘀血，功蓄血、活死血、破癥积、通心窍、凉血热，散而不收，有泻无补，为治血结血闭之要药，在方中用为破血祛瘀之主药，所以任老方中用量独重，以取其瘀血去则宗筋舒。赤芍味苦，性微寒，归肝经，其气性禀寒，苦主降泻，能泻肝火、解热烦、凉血热、除内湿、利水道：且善下气、入血分、能散恶血、破坚积、行血滞、通血脉，既可清热凉血，祛瘀止痛，又可利水渗湿，以绝痰源，一药具备四功。郁金味辛、苦，性凉，归心、肝经，其辛开苦降，清扬善窜，上达巅顶，下行下焦，能行滞气、散肝郁、降逆气、泄壅滞，为行气解郁要药；且辛苦而凉，性善降泻，能清心热、凉营血、下逆气、降痰大、舒宗筋，用之治此症，恰中病机。川木通味苦，性寒，归心、肺、大肠及膀胱经，泻上导下，善走血分，能泻心火，导湿热，开关格、行血滞、除郁热、通窍闭、利小便。桑白皮，性寒，归肺经，其甘寒降泄，长于泄肺，能清泻肺热，降气和中，消痰散邪，利水消肿，一药而行气、清热、化痰、利湿四功能具备。

【功效主治】理气化瘀。适用于肝郁日久、瘀阻宗筋之阳痿。

◆方二　国医大师周仲瑛

【处方】生黄芪50g，党参15g，生白术15g，炒苍术10g，生薏苡仁20g，汉防己15g，当归15g，鸡血藤15g，黄柏6g，怀牛膝10g，炙全蝎6g，炙蜈蚣3条，炙僵蚕10g，乌梢蛇10g，川石斛10g，川续断20g，制天南星12g，淫羊藿10g，怀山药15g，煅龙骨（先煎）25g，煅牡蛎（先煎）25g，炙水蛭3g，生甘草3g。

【功效主治】脾胃双补，活血通络。适用于脾肾虚、经络不通之阳痿。

◆方三　国医大师任继学

【处方】人参200g，枸杞子3500g，熟地黄100g，冰糖4000g。泡白酒适量。

【功效主治】大补元气，安神固脱，滋肝明目。适用于劳伤虚损、少食倦怠、惊悸健忘、头痛眩晕、阳痿、腰膝酸痛等症。

◆方四　国医大师任继学

【处方】党参15g，黄芪30g，焦白术10g，茯神10g，远志10g，巴戟天10g，龙眼肉10g，淫羊藿15g，木香6g，炙甘草5g。

【用法】每日1剂，共煎2剂，分服。

【主治】适用于用脑劳心之人所致阳痿。

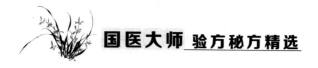

（三）不 育

由男方引起的不育症主要如下。

1. 性机能障碍

阳痿：又称阳事不举无法交合而致不能受孕。

早泄：男女尚未交合即排精，因精子不能进入阴道而致不能受孕。

遗精：或称尖精。遗精过频者可致精子稀少而不孕。

2. 精液异常

正常人精液为白色或灰白色不透明的液体，平均每次3～5ml，排出体外30分钟左右即自行液化。每毫升含精子0.6亿以上，活动精子数占60%以上，畸形者不超过20%，不符合上述标准者，则称为精液异常。

（1）无精子：又分为真无精子和假无精子两种，前者指睾丸不能产生精子，后者指睾丸能产生精子，但因输精管阻塞而精子不能排出。

（2）精子稀少：即多次精液检查精子在每毫升0.6亿以下者，若少于此数并非不能受孕，而易受孕机会减少。一般认为，精子每毫升少于0.2亿者，不经治疗，则很难受孕。因为卵子排出时为一层放射冠和透明带所包围，精子所分泌的透明质酶酸能使透明带及放射冠的细胞分散，便于精子进入卵子。若精子少则透明质酶浓度低，受孕的机会自然减少，中医学认为，精子稀少的主要原因是肾气不足。

（3）精液不液化：若精液1小时不液化，在阴道停留的时间越久，精子死亡率越高，故不易受孕。在正常情况下，精液排出体外，30分钟左右即自行液化。

（4）死精子过多：若死精子超过40%将影响受孕，中医学认为，肾气不足或肾火偏旺，均可导致死精子过多。维生素A、维生素E的缺乏，精液中所含的果糖减少，均对精子的活动有很大影响。

（5）排精量少：当排精量少于2ml时，因不足以稀释阴道的酸性分泌物，也可影响生育。

3. 先天性或后天生殖器官质性病变

如睾丸发育不全、隐睾、输精管阻塞、尿道下裂等生殖器官质性病变均不能受孕。

◆方一 国医大师路志正

【处方】白术15g，山药15g，紫河车30g，熟地黄30g，何首乌15g，枸杞子15g，牛膝30g，泽泻18g，知母20g，黄柏20g，牡丹皮15g。

【功效主治】补肾益肾，育精化血。主治不育症（精子稀少）。

◆方二 国医大师路志正

【处方】升麻6g，柴胡15g，川芎15g，蜈蚣（冲）1条，香橼15g，刺蒺藜15g，枸杞子30g，金刚骨30g，白芍30g，桑白皮15g，远志15g，桂叶15g，石菖蒲15g。

【功效主治】疏肝理气，补肾活血。主治不育症（气郁）。

第七讲

老年病·验方秘方

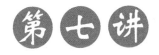 （一）老年性痴呆

　　根据痴呆发病原因的不同，医学上常把老年期痴呆分为3大类。第1类是可能与铝在脑细胞内沉积有关或因其他尚不清楚的原因所致引起的阿尔茨默型老年性痴呆，即通常所说的老年性痴呆；第2类是由于脑血管病变引起的多发梗死性痴呆；第3类是由于肿瘤、外伤、感染、中毒、代谢紊乱其他原因所引起的痴呆。

　　老年性痴呆最主要的病理变化是大脑各皮质区弥漫性萎缩，可出现脑电图的异常，主要表现为记忆、智能、言语、认知、计算、判断能力及性格、情感、意志等各方面功能的全面减退，早期症状主要是个性改变，表现为自私、幼稚、孤独、脾气暴躁、行为障碍或混乱，不讲卫生，大小便逐渐不能自理；有时出现妄自妄想、幻觉，甚至外出乱跑等。

　　老年性痴呆患者早期健忘症状就比较明显，不仅是与其无关的事情可以忘记，而且有重大利益关系的事情也会遗忘，甚至熟练的经验和技能也完全忘却和消失。例如，会计师忘却怎么算账，连简单加减题也不会做，厨师会失去做饭做菜的能力等。有些老年性痴呆进展很快，短期可影响其他智商能力水平，使日常生活能力发生明显障碍。

◆方一 国医大师裘沛然

【处方】龙胆6g，柴胡15g，焦栀子12g，淡黄芩24g，石菖蒲15g，广郁金15g，琥珀屑（冲服）3g，川黄连9g，桃仁泥15g，西红花1g，牡丹皮12g，陈胆南星12g，白茯苓12g，枳壳15g。

【用法】每日1剂，水煎服。

【方解】方中用了柴胡、枳壳、郁金以调其脾胃升降，柴胡性主长散，味轻气浮，轻清升散，能疏解肝胆之抑遏而升举少阳之清气，令清阳敷布，气机上升，为升阳举陷、疏肝利胆之良品。而枳壳能宽中下气，化痰消痞；郁金辛开苦降，行气解郁，《本草汇言》云："郁金，清气化痰，散瘀血之药也。其性轻扬，能散郁滞，顺逆气，上达高巅，善行下焦，心肺肝胃气血郁遏不行者最验，故治经脉逆行，吐血衄血，唾血血腥，此药能降气，气降则火降，而痰与血，亦各循其所安之处而归原矣。"如此相伍，则脾升胃降，气机宣通，胆腑通利，肠腑传导，湿热自去，大便自通，诸症自解。在方中又配用化痰祛瘀药石菖蒲、琥珀、西红花：石菖蒲气薄清芬，味辛而温，能开心窍、通心神、辟秽恶、利清阳；且气香清爽，其性平和，善辟秽涤痰而卫宫，宣心思之结而通神明；能舒心、畅心、怡心、聪耳、明目，实乃化痰辟秽、通利清阳、醒脑开窍之上品。琥珀这味药物，味甘性平，归心、肺经、膀胱经，其质量重降，既可镇惊安神，又善走血分、消气滞、逐瘀血、通经脉、和气血，且能清能渗，能益能剂，清水源而渗泄膀胱，益脾化气以通利水道；如此则能给湿热之邪以出路，使湿热之邪由小便而出，一药而三功。红花辛散湿通，善入血分，为行血破血之要药，为血中之气药，有破血、行血、活血、调血之妙，多用则行而破，少用则和而调。

【功效主治】清肝胆湿热，开窍通络，宣通气机。适用于肝胆湿热蕴遏、气火内郁、窍络痹阻、神明失养所致的老年痴呆症。

◆方二 国医大师张琪

【处方】熟地黄20g，山茱萸20g，石斛15g，肉苁蓉15g，五味子15，石菖蒲15g，远志15g，益智仁20g，巴戟天15g，肉桂5g，附子5g，鹿角胶15g，丹参20g，川芎15g，地龙20g，葛根20g，红花15g，赤芍20g，胆南星15g，甘草15g。

【用法】水煎服，每日1剂，早晚温服。

【方解】方中熟地黄、方山茱萸滋补肾阴；肉苁蓉、肉桂、巴戟天、附子温壮肾阳；石斛、麦冬、五味子滋阴敛液，使阴阳相配；石菖蒲、远志、茯苓交通心肾，开窍化痰。全方壮阳滋阴，填精益精，生髓充脑。阴阳平，气血盈，精髓盛，脑窍充，其病自愈。鹿角胶味甘、咸，性温，归肝、肾经，为血肉有情之品，可补血生精，温补下元；益智仁味辛，性温，归脾、肾经，能温肾助阳，补益命门，敛摄肾气。二者相伍，补敛相合，阴阳同调。阴阳和、精血旺、脑髓充，其病自消。丹参、川芎、地龙、红花、赤芍活血化瘀，顺通脑络；胆南星涤痰散结，畅利清窍。诸药相伍，可使痰瘀去，脑络通，清窍利，其病自解。葛根味辛、甘，性平，归肺、脾、胃经，其气味俱薄，轻扬升浮，能入脾胃以升清气，鼓舞清气上行以布精津，张琪大师在此用其作为舟楫之剂送诸药直达病所，配以甘草补益脾胃，调和诸药，二药相伍，共奏升达清阳、固护后天、载药上浮之功。清阳升脑髓充，其病自退。

【功效主治】补肾健脑养心，填精益髓活血。适用于心肾两虚、瘀血所致老年痴呆。

◆方三　国医大师朱良春

【处方】红参、制马钱子、川芎各15g，土鳖虫、当归、枸杞子各21g，地龙、制乳香、制没药、琥珀、全蝎各12g，紫河车、鸡内金各24g，血竭、甘草各9g。

【用法】上药共研末，每日早、晚各服4.5g，温开水送下，可连续服2～3个月。

【按】根据老年人缓慢发生的进行智能缺损，记忆力、计算力、定向力和判断力障碍，或继发其他精神症状，个性改变及自制力丧失，而无意识障碍，本病即可确定。有条件者，可做脑电图、空气脑室造影、脑血管造影、计算机X线断层扫描等检查，以助确诊。

本病主要应与脑动脉硬化性痴呆、老年期发生的中毒性或症状性精神及额叶肿瘤引起的痴呆相鉴别。

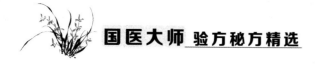

🌸 （二）老年性白内障

老年性白内障，中医学称为圆翳内障，多发生于50岁以上的老年人，常双眼同时发病或先后发病，以视力渐降、瞳神发生障翳为主要特点。

老年性白内障的病因，主要是年老体弱，阴阳失调，气血不足，气滞血瘀，精气不能上荣于目，导致晶珠浑浊而形成白内障。根据中医学理论，其发病多与肝、肾、脾亏虚有着密切关系，因肝肾不足、脾气虚弱均可导致气血两虚，精气亏损，不能上承于目，则气机不利，气血郁滞，瞳神不明，视物昏花，日久成障。另外，肾精亏损也可导致阴虚火旺，虚火上炎，损伤神水而发生内障。

◆方一　国医大师唐由之

【处方】制何首乌15g，黄精15g，熟地黄15g，菟丝子15g，枸杞子12g，葳蕤仁10g，磁石15g，神曲12g，凤凰衣6g，枳壳10g。

【加减】如兼有眼睑启闭无力，久视易乏者，酌加白术12g，炙黄芪12g，升麻7g。

【用法】水煎服。

【症状】前见有点条状阴影飘浮，视物昏花，或伴有耳鸣耳聋，腰酸足软等。脉细数，舌质红、少苔。治宜平补肝肾、滋阴明目。

◆方二　国医大师唐由之

【处方】磁石（煅、醋淬）、龙齿（煅）、肉苁蓉（酒浸）、茯苓各60g，人参、麦冬（去心）、远志（去心）、续断、赤石脂（煅、醋淬）、鹿茸（酥炙）各45g，地黄（干者）90g，韭菜子（炒）、柏子仁、丹参各37.5g。

【用法】上药为末，蜜炼为丸，如梧桐子大。每服30～50丸；空腹时用温酒送下。

【症状】双目昏糊，视物不清，眼前蝇飞舞，瞳神内黄睛有少许淡纹理，可见脸色发白，神疲体乏，形寒肢冷，溺清便溏，或夜尿频，舌质淡嫩，脉沉细。

【加减】 酌加白术、炙黄芪、升麻等。

◆方三　国医大师唐由之

【处方】 泽泻、茯苓各7.5g，生地黄（酒洗、晒干）、牡丹皮、山茱萸、当归梢（酒洗）、五味子、干山药、柴胡各15g，熟地黄60g。

【用法】 上药研为细末，炼蜜为丸，如梧桐子大，朱砂为衣。每服50丸，空腹时用淡盐汤送下。

【症状】 头眩耳鸣，腰膝酸软无力，眼干，烦躁不眠，唇红颧赤，津少口干，口苦干红，脉弦。治以滋阴降火、育阴潜阳、养血明目。

【按】 老年性白内障多发于双眼，亦有一轻一重或一眼单发者。临床患者均呈脏腑阴阳气血不足之证，或肝肾亏虚，或脾胃虚弱，或气血不足，尤以肝肾亏虚为多见。因此补益为本病的基本治疗大法。对于阴虚火旺，或阴虚夹有湿热而虚实夹杂，治疗又当虚实兼顾，然清热不可过用苦寒，以免化燥伤阴；后期肝脾肾三脏交亏者，三脏并调当以肾为主，因补肾既可养肝，又可助脾，有助于控制或减缓病情的发展。

白内障成熟期，必须采用手术治疗。在多种手术方法中，传统之"针术"和"针套出术"有其独特之处，应加以重点推广和提高。

本病后期，可导致继发性青光眼，临床应予警惕。

（三）老年性耳聋

年龄增长，身体各部位组织都要经历不同程度的老化过程。这种老化过程累及听觉系统，并出现感觉神经性耳聋时，称之为老年性耳聋。据统计，我国60—70岁的老年人中，老年性耳聋的发病率高达30%～50%。

老年性耳聋的病因尚不十分清楚，但多数学者认为与下列因素有关。

1. 噪声

由于城市人口常遭噪声刺激，且年龄越大对噪声的敏感性越强，故城市人口发病率比乡村人口高。

2. 疾病

高脂血症患者的听力减退多于血脂正常、无心血管疾病者。

3. 耳毒性药物

老年人对药物的吸收、分布、代谢、排泄时间及消除时间均延长，免疫功能和耐受能力等均有所下降，故老年人对耳毒性的药物作用特别敏感。如庆大霉素、链霉素等。

4. 吸烟

由于烟中的尼古丁会刺激神经系统，引起血管痉挛，使内耳供血不足，引起听觉神经细胞的退变和萎缩，故吸烟者老年性耳聋开始的年龄不但早而且严重。

5. 代谢障碍

因代谢障碍而不能供给组织器官相应的能量，由于耳蜗是属于微循环供血的组织，稍有供血不足极易引起营养不良而导致听力下降。

治疗老年性耳聋的有效验方如下。

◆方一　国医大师干祖望

【处方】麻黄3g，杏仁10g，甘草3g，防风5g，苍耳子10g，薄荷（后下）6g，僵蚕10g，石菖蒲3g，路路通10g。

【功效主治】宣肺通窍，复聪。适用于风邪聋耳，耳窍闭塞。

◆方二　国医大师干祖望

【处方】柴胡12g，制香附9g，川芎12g，石菖蒲12g，骨碎补9g，六味地黄丸（包煎）30g。

【主治】耳聋已久，肾虚耳聋。

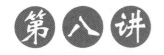

第八讲

流行性传染病·验方秘方

（一）肺结核

肺结核是由结核杆菌引起的一种慢性传染病。在中医学又叫作肺痨或痨瘵，由于本病有较大的传染性，故古代医书上又有"传尸"的记载。意思是痨虫从尸体上飞出来传给健康人的。

本病初起，一般症状较轻，咳嗽不甚，仅疲乏无力、食欲缺乏等较为明显，继则咳嗽加重，午后潮热，两颊发赤，唇红口干，咳血盗汗，失眠，身体逐渐消瘦，男子可以有梦遗失精，妇女则常月经停闭，主要由精血受损所引起，临床最多见者为阴虚，早期以气阴不足为主，后期则多见阴虚火旺。

根据肺结核的临床表现，可分为气阴两虚和阴虚火旺两个不同阶段的证型。

◆**方一　国医大师邓铁涛**

【处方】党参15g，黄芪15g，怀山药15g，知母15g，玄参15g，生地黄15g，生牡蛎15g，丹参9g，三棱10g，莪术10g。

【功效主治】补气养阴，活血化瘀。主治肺结核。

◆方二　国医大师姜春华

【处方】①野百合9g，蛤蚧粉（包）9g，百部9g，麦冬9g，天冬9g，白及15g，水煎服。②鲜小蓟草（干品15～30g）60g，白及15g，生蒲黄15g，参三七9g，蛤蚧粉（包）9g，阿胶（烊化）9g，水煎服。③煅花蕊石9g，蒲黄炭9g，人中白3g，天花粉3g，血余炭6g。水煎服。

【功效主治】①方滋阴润肺，生津止血。主治支气管扩张各期。②方补虚泻实，清热止血。主治支气管扩张伴各种类型出血者，尤宜于病大出血者。③方凉血止血，祛痰生新。主治支气管扩张咯血痰者，尤宜于新病轻症出血量不多者。

【临床疗效】本系列方应用多例，皆有效。轻症一般服1～3剂即可止血，中度3～7剂即可止血，重度7～14剂可见效。

【按】本方为名老中医姜氏之验方。1956年起在华山医院等应用至今已30余载，治疗病例逾万。本方的特点是发作时可用于治疗，休止时能改善和防止肺局部的病理变化，并对肺结核也有良效。

（二）流行性乙型脑炎

流行性乙型脑炎简称"乙脑"，是"乙脑"病毒经由蚊类传播进入人体，通过血液循环，最后局限在中枢神经系统脑组织发生病变，故又称"大脑炎"。本病多在夏秋季多蚊季节7、8、9这3个月发病，受染儿童为多，但成年人亦可受染。

"乙脑"在中医学认为是"暑湿疫"的一种，属于温热湿为多，客观存在具有发病急、变化快的特点。因此，有很多人，发病不久，就可以变成温热。入营入血，昏迷。

"乙脑"的临床表现是：初起突发高热，阵寒，头痛项强，恶心呕吐，渐次出现抽搐、嗜睡和神昏、肢体强直或瘫痪等症。体温可持续上升10天左右，然后逐渐回降，患者亦逐渐清醒，严重的可于1周内死亡。病退后常常遗留失语、强直、痴呆、癫痫、运动障碍等后遗症。

◆方一　国医大师周仲瑛

【处方】炙全蝎15g，母巴豆霜0.25g，犀黄0.35g，硼砂1g，飞朱砂1.5g，飞雄黄1.2g，陈胆南星3g，川贝母1.5g，天竺黄1.5g，麝香（后入）0.15g。

【用法】上药除麝香外共研末，后入麝香蜜储，每服0.7g，幼儿0.4g，每日1～2g。

【功效主治】化痰，清泻，解病毒。对乙脑极其有疗效。

◆方二　国医大师周仲瑛

【处方】羚羊角片1.5g（或用山羊角20g代），钩藤10g，金银花20g，连翘15g，生石膏30～45g，大青叶30g，生薏苡仁15g，鲜芦根30g，炙甘草3.5g。煎汤作保留灌肠。

【功效主治】清热息风镇痉。主治乙脑重症。

【临床疗效】经对20余例重症乙脑进行临床治疗观察，对抽搐症状的控制能起到良好的治疗作用。

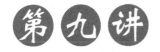

癌症·验方秘方

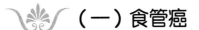（一）食管癌

食管癌是癌症生于食管。由于肿物阻塞，致使水谷不能顺利入胃，甚至不能进食，中医学把这类病称为"噎膈"，但"噎膈"又不是单指此病，它可包括食管狭窄、贲门痉挛、食管憩室等病在内。

本病初起症状为吞咽困难，有物阻塞，尤其是不能吞咽固体食物，食即吐出，病情严重者可滴水不入，甚至吐出物如赤小豆汁样，大便燥如羊屎。

◆方一　国医大师周仲瑛

【处方】党参12g，焦白术10g，茯苓10g，炙甘草3g，仙鹤草20g，鸡血藤20g，薏苡仁15g，肿节风20g，地榆12g，红景天12g，灵芝5g，法半夏12g，花生衣15g，当归10g，炒枳壳19g，木香5g，砂仁（后下）4g，炙鸡内金12g，地骷髅15g，公丁香3g。

【主治】适用于食管癌术后，症见脾胃虚败、生化气源、质气瘀阻的患者服用。

◆方二　国医大师周仲瑛

【处方】党参10g，焦白术10g，茯苓10g，黄连4g，吴茱萸3g，藿香10g，紫苏叶10g, 煅瓦楞子25g, 炙刺猬皮15g, 白花蛇舌草20g, 半枝莲20g, 山慈菇12g, 泽漆15g, 炙海螵蛸20g, 薏苡仁20g, 仙鹤草15g, 鸡血藤15g, 肿节风20g, 法半夏10g, 丹参15g, 南沙参10g, 北沙参10g, 陈皮6g, 竹茹6g。

【主治】适用于食管癌术后, 脾胃虚弱、肝胃失和、湿热痰瘀互结的患者。

◆方三　国医大师周仲瑛

【处方】硇砂6g, 黄芪15g, 甘草5g。

【功效主治】化痰散结, 益气扶正。主治食管癌, 胃癌。

【用法】将硇砂捣碎, 放入砂锅内, 加水浸泡10分钟, 用武火煮沸30分钟, 然后加入黄芪、甘草, 用文火煎煮30分钟, 沉淀过滤, 取汁。每日1剂, 分2～3次服。

【注意事项】此药严禁接触金属。

◆方四　国医大师周仲瑛

【处方】炙鳖甲（先煎）15g, 南沙参12g, 北沙参12g, 太子参12g, 大麦冬10g, 焦白术10g, 茯苓10g, 炙甘草3g, 仙鹤草15g, 生薏苡仁15g, 法半夏15g, 山慈菇12g, 制天南星15g, 炙僵蚕10g, 冬凌草20g, 肿节风20g, 泽漆15g, 猫爪草20g, 浮海石10g, 鱼腥草20g, 白花蛇舌草20g。

【主治】适用于食管癌术后, 症见余毒未清、气阴两虚、瘀热胶结者。

【按】本病早期, 临床症状多不明显, 故老年人凡出现进食时胸骨后不适感或异物感, 即需高度警惕, 食管染色法或双重染色法内镜检查有助于发现早期病灶, X线钡剂比重对比法与连续摄影法检查可提高诊断率, CT检查不仅可鉴别食管壁内、外肿瘤, 并且可以进一步判断食管侵犯深度, 以及是否有淋巴结转移等。

总的来看, 治疗应根据老人罹患本病后总以津少血亏为本、痰气瘀毒内结为标的特点投药, 一方面务以清润和降为顺, 步步顾护胃气为要, 在辨证施治方药中适量选加人参、黄芪、白术、茯苓、当归、木灵芝、枸杞子、女贞子、山茱萸、肉苁蓉等以扶助正气。另一方面, 亦不可忽视痰气瘀毒的治疗, 酌用半夏、郁金、贝母、瓜蒌、丹参、当归尾、莪术、赤芍、鸡血藤等以化痰消瘀散结, 改变机体高凝状态。另有白花蛇舌草、徐长卿、藤梨根、半枝莲、白英、蛇莓、龙葵、石见穿、王不留行及冬凌草糖浆、天仙丸等是目前临床常用于治疗食管癌的中草药。

（二）肺 癌

肺癌是以咳嗽、胸痛、咯血、发热、气急等为常见症状的一种病症。其特点咳嗽和血痰为常见的初起症状，咳嗽多为阵发性刺激呛咳，无痰或少量黏液痰；咯血常见持续性或间断性的反复少量血痰，偶尔有大咯血。

胸闷为癌肿阻塞或压迫较大支气管。病态广泛，出现较大量胸水或气胸时均可见气急。本病类属于中医古籍中"肺积""痞癖""胸痛""积聚"等范围。

◆方一　国医大师周仲瑛

【处方】炙鳖甲、知母、炙僵蚕、生蒲黄（包）、泽漆、半枝莲各10g，天冬、麦冬、南沙参、北沙参、女贞子、山慈菇、枸杞子、苦参各12g，太子参、仙鹤草、墨旱莲各15g，金荞麦根20g，炙蜈蚣2条。

【方解】方中用太子参、枸杞子合用，养阴润肺生津为君药。天冬、麦冬、南沙参、北沙参、知母、炙鳖甲、女贞子、墨旱莲合用，养阴生津、益胃润肺为臣药。泽漆、山慈菇、金荞麦根、苦参、半枝莲，清热解毒，软坚散结；蜈蚣、炙僵蚕、生蒲黄、仙鹤草合用，解毒散结，祛瘀止痛，共为佐药。诸药合用，共奏扶正固本、抑毒抗癌之功。

【用法】水煎服，每日1剂。口服西黄丸，每次3g，每日2次。

【功效主治】清肺化瘀，益气养阴，祛邪抑癌。适用于气阴两虚、痰热壅肺所致的肺癌。

◆方二　国医大师王玉川

【处方】守宫、蜈蚣、土鳖虫、干蟾皮各2g（研细分2次吞），北沙参、天冬、麦冬、夏枯草、炙百部、炙僵蚕各12g，重楼、金荞麦、生薏苡仁、川百合、山海螺、白花蛇舌草各30g，甘草6g。

【加减】体虚者加参、黄芪扶正，可以缓解症情，延长存活期。

【用法】水煎服，每日1剂。

◆方三　国医大师王玉川

【处方】鱼腥草、生薏苡仁、石上柏、白花蛇舌草、石见穿、生牡蛎、夏枯草各30g，赤芍12g，瓜蒌皮、预知子、山豆根、龙葵各15g。

【用法】水煎服，每日1剂。

【功效主治】软坚化痰，解毒散结。适用于肺癌。

◆方四　国医大师王玉川

【处方】生石膏、仙鹤草、蒲公英、鱼腥草各30g，黄连、酒大黄、知母、黄芩各10g，土贝母15g，青黛4g。

【用法】水煎服，每日1剂。

【功效主治】清热泻火，解毒散结。适用于肺癌热炽盛型。

◆方五　国医大师王玉川

【处方】南沙参、北沙参、天冬、麦冬、生地黄、牡丹皮、玉竹、天花粉、山海螺、无花果各15g。

【加减】咯血加白茅根、墨旱莲、藕节炭、仙鹤草；胸闷胸痛加瓜蒌皮、枳壳、广郁金、徐长卿；胸水加葶苈子、莱菔子、薏苡仁、猪苓、茯苓；潮热盗汗加地骨皮、知母、稆豆衣、白薇。

【用法】每日1剂，水煎服。

【功效主治】养阴清热。适用于肺癌。

（三）胃　癌

号称肿瘤第一杀手的胃癌，是人类最为常见的恶性肿瘤，占我国所有恶性肿瘤病死率的23.02%。在国内，其发病率40岁后逐渐增高，65—75岁达高峰。

中医学中无胃癌的病名，但根据其主要临床表现，可属于"噎膈""反胃""胃脘痛""癥积"等范围。

◆方一　国医大师颜正华

【处方】金银花30g，鲜蒲公英100g。

【做法】先将金银花拣杂，洗净，放入冷水中浸泡30分钟，切成碎末，备用。将鲜蒲公英（带花蕾者亦可）全草择洗干净，切碎捣烂成泥状，与金银花碎末同放入砂锅，加清水适量，大火煮沸后改小火煎煮成糊状即成。

【功效主治】清热解毒，防癌抗癌。

◆方二　国医大师朱良春

【处方】九香虫9g，藤梨根（先煎2个小时）90g，龙葵60g，铁刺铃60g，石见穿30g，鬼见羽30g，无花果30g。

【加减】便秘加全瓜蒌30g；呕吐加姜半夏15g；疼痛加娑罗子15g。

◆方三　国医大师朱良春

【处方】蜣螂虫30g，硇砂30g，火硝30g，土鳖虫30g，蜈蚣30条，守宫30条，冰片15g，绿萼梅15g。

【用法】共研细末，每日2g，每日3次。有出血倾向者，慎用；体虚甚者，亦勿用。

◆方四　国医大师张镜人

【处方】炒白术10g，炒白芍10g，炙甘草3g，郁金10g，黄精10g，陈皮30g，灵芝10g，香白扁豆10g，山药10g，生薏苡仁12g，炒续断15g，炒杜仲15，丹参10g，天麻10g，白英15g，蛇果草15g，炒谷芽12g，猪殃殃30g，白花蛇舌草30g。

【方解】方中用白术、白芍、灵芝、山药、生薏苡仁，归脾、胃经，益气健脾祛湿，为君药。辅以黄精、续断、杜仲，归肝、肾经，滋补肝肾扶正，为臣药。丹参、郁金、陈皮、天麻合用，归肝、脾经，行气活血，化瘀；白英、蛇果草、谷芽、猪殃殃、白花蛇舌草，清热解毒，破结抗癌，共为佐药。炙甘草味甘、性温，归脾、胃经，益气健脾，调和诸药，为使药。诸药合用，共奏健脾益胃、滋补肝肾、祛瘀清热、解毒抗癌之功。

【用法】每日1剂，水煎服。另外，每日冬虫夏草4根炖服。

【功效主治】健脾胃化湿，兼清瘀热。适用于脾虚湿盛、湿瘀所致胃癌。

◆方五 国医大师张镜人

【处方】太子参30g，大枣15g，核桃枝30g，甘草6g，薏苡仁30g，白花蛇舌草30g，半枝莲30g，石见穿30g，土茯苓30g，炒谷芽10g，炒麦芽各10g，煅瓦楞子18g，海螵蛸18g。

口服癌痛宁，六神丸；人参针，肌内注射；阳和膏药加麝香外敷肿块处。

【功效主治】补气血，理气活血，消癥，软坚散结。适用于气血亏虚、气滞血瘀、痰湿凝结、脾胃痛伴癥块、证属胃癌者。

◆方六 国医大师张镜人

【处方】炒党参12g，炒白术10g，云茯苓10g，生薏苡仁30g，炙鸡内金10g，威灵仙10g，法半夏9g，陈皮6g，广木香6g，龙葵30g（或半枝莲30g）。

【加减】恶心呕吐者，酌加淡竹茹、姜半夏、沉香、赭石等；腹胀食滞者，酌加川厚朴、焦槟榔、炒枳壳、焦山楂、炒谷芽、炒麦芽等；胃脘疼痛者，酌加制香附、延胡索、杭白芍、五灵脂、桃仁、红花等；偏胃阴不足者，去白术、酌加北沙参、麦冬、川石斛等；便血者，酌加仙鹤草、地榆炭、藕节炭、三七粉等；伴有便溏者，酌加炒苍术、怀山药、诃子肉、炒薏苡仁等。

【用法】每日1剂，水煎服。

【功效主治】补中益气，健脾益胃。主治胃癌。

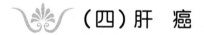

（四）肝 癌

原发性肝癌是指发生于肝细胞与肝内胆管上皮细胞的癌变，是最常见的恶性肿瘤之一，临床见肝癌、上腹部肿块、进行性消瘦等。起源于肝其他细胞成分的恶性肿瘤罕见。肝癌具有起病隐匿、潜伏期长、高度恶性、进展快、侵袭性强、易转移、预后差等特点。其发病率有逐年上升趋势。肝癌的病死率较高，早期肝癌和小肝癌即行手术根治切除治疗，对中晚期失去手术机会者，应采用多种治疗方法有机结合，可以改善症状，减少毒性和不良反应，从而提高疗效。肝癌属于中医学的积聚、癥瘕、黄疸、鼓胀、胁痛等范畴。

◆方一 国医大师何任

【处方】生晒参6g，黄芪30g，女贞子15g，猪苓30，茯苓30g，枸杞子20g，猫人参30g，白花蛇舌草30g，焦麦芽10g，焦山楂10g，焦神曲10g，薏苡仁（包煎）60g，干蟾皮10g，绞股蓝20g。

【方解】何老在方中用生晒参、黄芪、枸杞子、女贞子，健脾补肾，益气养阴，为君药；茯苓、猪苓、薏苡仁，健脾祛湿，助气化源，为臣药；白花蛇舌草、干蟾皮、绞股蓝、猫人参，清热解毒，散结抗癌，为佐药；焦山楂、焦麦芽、焦神曲，消导和中，顾护胃气，为使药。诸药合用，共奏益气养阴、清热解毒、散结抗癌之功。

◆方二 国医大师周仲瑛

【处方】水牛角片（先煎）20g，赤芍12g，牡丹皮10g，生地黄15g，紫草10g，北沙参10g，炙鳖甲（先煎）15g，石斛10g，楮实子10g，川楝子10g，白花蛇舌草20g，半枝莲20g，石见穿20g，垂盆草30g，仙鹤草20g，鸡血藤15g，老鹳草20g，炙僵蚕10g，山慈菇10g，制天南星10g，预知子10g，炒鸡内金10g，炒神曲10g。

【功效主治】补肝肾之阴，清热利湿，解毒。适用于肝肾阴虚、湿热瘀互结所致的肝癌。

◆方三 国医大师朱良春

【处方】蟾蜍30g，丹参30g，大黄60g，石膏80g，明矾40g，青黛40g，黄丹30g，冰片60g，马钱子30g，黑矾20g，全蝎30g，蜈蚣30g，牵牛子100g，甘遂100g，水蛭20g，乳香50g，没药20g。

【用法】食醋1000ml文火熬至1/4为度，或将上药研极细末，用醋调匀为厚糊状，涂敷于肝区或疼痛部位，以胶布固定，每3日换1次。

【功效主治】抗癌。适用于肝癌疼痛。

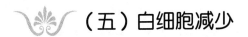（五）白细胞减少

白细胞减少症可引起人体免疫能力降低，必须积极治疗。该病特点是白细胞计数持续低于$4×10^9$/L（正常值一般是$4×10^{10}$/L～$4×10^9$/L），伴有乏

力、头晕、精神萎靡、食欲减退等症状。白细胞减少的原因与病毒感染、放射性物质的损伤（如X光照射、放射疗法）、化学药物（如他巴唑类、抗甲状腺、抗癫痫类药、氯霉素、磺胺等抗生素、解热镇痛药安乃近、氨基比林等），及饮食中营养素缺乏有关。

◆方一　国医大师朱良春

【处方】黄芪15g，党参15g，白术12g，柴胡9g，黄精12g，升麻5g，仙鹤草30g，陈皮3g，炙甘草5g，何首乌12g。

【方解】以黄芪、党参、甘草等甘温之品补中气；白术甘燥以健脾；以黄精、何首乌温润补血，使气有血母，血有气帅；陈皮行气反佐参、芪，使补而不滞；加入升麻与柴胡有画龙点睛之意，突出了升发脾阳的作用；李氏的原方有当归一味，根据本人不成熟的经验，当归对于血小板减少者不宜，故用黄精、何首乌代之，再加仙鹤草以止血，此三味主要为血小板减少而设，由于遣方用药在理在法，切中病情，使病者脾阳得升，气血化生有源，故能转愈。

◆方二　国医大师朱良春

【处方】补骨脂30g，淫羊藿15g，紫河车粉15g，女贞子60g，山茱萸肉15g，黄芪30g，大枣30g，当归15g，丹参15g，鸡血藤60g，三七粉9g，虎杖30g。

【用法】制成丸剂，每丸含生药1.85g。每次5丸，每日3次。

【功效主治】补益脾肾，养血化瘀。主治白细胞减少症。

◆方三　国医大师朱良春

【处方】①淫羊藿30g，补骨脂30g，茯苓18g，菟丝子12g，怀山药30g，枸杞子12g，当归9g，鸡血藤30g，黄芪30g，官桂6g，炙甘草12g。水煎服，人胚组织注射液每天1ml，肌内注射（20天为1个疗程）。

②女贞子30g，墨旱莲30g，制何首乌30g，丹参15g，鸡血藤30g，怀山药30g，当归9g，生地黄15g，陈皮12g，炙甘草12g。水煎服。

【功效主治】①方益气温肾。主治肾气虚型白细胞减少症。②方滋补肾阴。主治肾阴虚型白细胞减少症。

【按】老年人白细胞减少症临床以脾肾两虚、气血不足为多见，故调补脾肾、益气养血为本病的基本治疗大法。调补脾肾之重点是调补脾肾阳气，若阳虚及阴而致虚者，则应滋阴补肾；肝阴不足者宜兼顾之。若阴虚火旺，又当于滋阴方中兼以降火之品。益气养血则在养脾气和滋补心血，肺气不足和肝血亏虚者酌予兼顾。

白细胞减少症临床常见脾肾阳虚证、肝肾阴虚证及气血两虚证；粒细胞缺乏症常见肺胃热毒证、肝肾阴虚证及脾肾阳虚证；血小板减少症及血小板减少性紫癜常见胃热阴伤证、肝肾阴虚证、气血两虚证及脾肾阳虚证。本病以正气虚弱为本，老年患者多表现为阴阳同损、气阴两虚及气血两虚等复杂的病理变化。因此，治疗过程中要留意气血阴阳虚损的轻重主次。本病过程中若出现发热，多为正虚感邪，宜祛邪兼以扶正，热退后又当转为治本。

临床上，对白细胞减少症，特别是放疗、化疗造成者，辨证尤重脾肾，治疗以健脾、补肾、生血为基本原则，或补其气血，或益其阴阳，兼血瘀者，一般认为关键在于分清虚实，实证以血热妄行和气滞血瘀为主，虚证以气血两虚、气阴两虚及阴阳两虚为多，施治亦当重视脾肾。但由于本病为出血性疾病，故治疗过程中必须重视控制出血。常见的止血方法有清热凉血、活血化瘀、益气摄血和温阳固涩等，临床可随证选用。

（六）白血病

白血病是造血系统的恶性肿瘤，俗称"血癌"。白血病有急慢性之分，急慢性比为3.8∶1，在急性白血病中，急性粒细胞白血病占55.9%，急性淋巴细胞白血病23.9%。其发病与吸烟、饮食、免疫能力、营养缺乏等因素有关。

◆ **方一　国医大师周仲瑛**

【处方】南沙参12g，北沙参12g，太子参10g，天冬15g，麦冬15g，桑白皮10g，地骨皮10g，知母10g，银柴胡6g，前胡10g，胡黄连4g，乌梅10g，冬凌草20g，狗舌草20g，白花蛇舌草20g，水牛角20g，生地黄15g，大青叶15g，生甘草3g。

【功效主治】滋补肝肾，清热解毒。适用于肝肾亏虚、营血伏毒、肝肾阴伤所致的急性淋巴细胞白血病。

◆方二　国医大师周仲瑛

【处方】炙鳖甲（先煎）15g，南沙参12g，北沙参12g，天冬10g，麦冬10g，太子参10g，白薇15g，肿节风20g，玄参10g，马勃5g，炙女贞子10g，墨旱莲10g，仙鹤草15g，鸡血藤15g，生地榆12g，红景天10g，预知子10g，枸橘李10g，漏芦15g，白花蛇舌草20g，半枝莲20g，龙葵10g，炙鸡内金10g，炒神曲10g，白残花5g。

【功效主治】补肝益肾，补气养阴，化痰祛瘀，解毒。适用于肝肾亏虚、气阴两伤、痰瘀郁毒互结所致恶性淋巴细胞瘤。

◆方三　国医大师周仲瑛

【原料】无花果200g，蘑菇100g。

【用法】先将无花果切碎，蘑菇切条，一同放入锅内，加花椒、生姜、大蒜和清水炖煮至烂熟，调味后即可食用。

【功效主治】此方具有防治癌症之功效。适用于肺癌、胃癌、肠癌及白血病的治疗或辅助治疗。

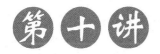

损容性疾病·验方秘方

⚜ （一）荨麻疹

荨麻疹临床分为急性荨麻疹、慢性荨麻疹、血管性水肿和特殊类型荨麻疹。病因复杂，本症系一过性局限性风团，伴明显疹痒。

◆国医大师何任

【处方】麻黄3g，连翘9g，赤小豆12g，胡麻仁30g，何首乌9g，苦参6g，石菖蒲6g，甘草4.5g。

【用法】水煎服，每日1剂，日服2次。

【功效主治】疏风清热，活血通经。适用于沐浴当风、邪客经络、气血阻痹，而致风疹缠绵。

⚜ （二）黄斑病

黄斑是眼睛视网膜的一个重要区域，位于眼后底部，是视力最敏锐的地方。人眼的视力检查，就是查黄斑区的视觉能力。因此，一旦黄斑区出现病变，常常会出现视力下降、眼前黑影或视物变形。

◆方一　国医大师唐由之

【症状】眼部见症，大便干，夜尿频多，舌红少苔，脉细数。

【治法】滋养肝肾，散结明目。

【处方】赤芍15g，三棱10g，白及12g，法半夏12g，枸杞子12g，菟丝子12g，黄芪15g，牛膝12g，熟地黄15g，桑椹15g，楮实子15g，太子参30g，水牛角12g。

◆方二　国医大师唐由之

【症状】眼部见症，大便稀溏，舌淡红或淡白，脉细弱。

【治法】补益肝肾，益气活血，健脾渗湿。

【处方】川芎5g，三棱10g，法半夏12g，车前子12g，枸杞子12g，菟丝子12g，黄芪15g，牛膝12g，白术15g，茯苓15g。

◆方三　国医大师唐由之

【症状】视力下降，视物变形，眼前暗影，眼底检查，黄斑部渗出、出血，视野呈中央或旁中央暗影，眼底荧光造影黄斑部出现渗漏和遮蔽荧光。舌红苔黄，脉数或弦细涩。

【治法】补益肝肾，益气活血，清热散结。

【处方】川芎5g，三棱10g，白及12g，法半夏12g，枸杞子12g，菟丝子12g，黄芪15g，牛膝12g，连翘12g。

中国科学技术出版社医学分社图书书目

ISBN	书 名	作 者
名家名作		
978-7-5046-7359-6	朱良春精方治验实录	朱建平
978-7-5046-8287-1	柴松岩妇科思辨经验录：精华典藏版	滕秀香
978-7-5046-8136-2	印会河脏腑辨证带教录	徐远
978-7-5046-8137-9	印会河理法方药带教录	徐远
978-7-5046-7209-4	王光宇精准脉诊带教录	王光宇
978-7-5046-8064-8	王光宇诊治癌症带教录	王光宇
978-7-5046-7569-9	李济仁痹证通论	李济仁，仝小林
978-7-5046-8168-3	张秀勤全息经络刮痧美容（典藏版）	张秀勤
978-7-5046-9267-2	承淡安针灸师承录（典藏版）	承淡安
978-7-5046-9266-5	承淡安子午流注针法（典藏版）	承淡安
经典解读		
978-7-5046-9473-7	《内经》理论体系研究	雷顺群
978-7-5046-8124-9	新编《黄帝内经》通释	张湖德
978-7-5046-8691-6	灵枢经讲解——针法探秘	胥荣东
978-7-5046-7360-2	中医脉诊秘诀：脉诊一学就通的奥秘	张湖德，王仰宗
978-7-5046-9119-4	《医林改错》诸方医案集	甘文平
978-7-5046-8146-1	《醉花窗》医案白话讲记	孙洪彪，杨伦
978-7-5046-8265-9	重读《金匮》：三十年临证经方学验录	余泽运
978-7-5046-9163-7	《药性歌括四百味》白话讲记①	曾培杰
978-7-5046-9205-4	《药性歌括四百味》白话讲记②	曾培杰
978-7-5046-9277-1	《药性歌括四百味》白话讲记③	曾培杰
978-7-5046-9278-8	《药性歌括四百味》白话讲记④	曾培杰
978-7-5046-9526-0	《药性歌括四百味》白话讲记⑤	曾培杰
978-7-5046-9527-7	《药性歌括四百味》白话讲记⑥	曾培杰
978-7-5046-9528-4	《药性歌括四百味》白话讲记⑦	曾培杰

ISBN	书　名	作　者
978-7-5046-9529-1	《药性歌括四百味》白话讲记⑧	曾培杰
978-7-5046-9487-4	《药性歌括四百味》白话讲记⑨	曾培杰
978-7-5046-7515-6	病因赋白话讲记	曾培杰，陈创涛
978-7-5236-0013-9	《运气要诀》白话讲记	孙志文
978-7-5236-0189-1	《脾胃论》白话讲解	孙志文
临证经验（方药）		
978-7-5236-0051-1	中成药实战速成	邓文斌
978-7-5236-0049-8	用中医思维破局	陈腾飞
978-7-5046-9072-2	误治挽救录	刘正江
978-7-5046-8652-7	经方讲习录	张庆军
978-7-5046-8365-6	扶阳显义录	王献民，张宇轩
978-7-5236-0133-4	扶阳临证备要	刘立安
978-7-5046-7763-1	百治百验效方集	卢祥之
978-7-5046-8384-7	百治百验效方集·贰	张勋，张湖德
978-7-5046-8383-0	百治百验效方集·叁	张勋，张湖德
978-7-5046-7537-8	国医大师验方秘方精选	张勋，马烈光
978-7-5046-7611-5	悬壶杂记：民间中医屡试屡效方	唐伟华
978-7-5236-0093-1	悬壶杂记（二）：乡村中医 30 年经方临证实录	张健民
978-7-5046-8278-9	男科疾病中西医诊断与治疗策略	邹如政
978-7-5046-8593-3	百病从肝治	王国玮，周滔主
978-7-5046-9051-7	基层中医之路：学习切实可行的诊疗技术	田礼发
978-7-5046-8972-6	广义经方群贤仁智录（第一辑）	邓文斌，李黎，张志伟
978-7-5236-0010-8	杏林寻云	曹云松
978-7-5236-0223-2	打开经方这扇门	张庆军
临证经验（针灸推拿）		
978-7-5046-9477-5	针刀治疗颈椎病	陈永亮，杨以平，李翔，陈润林

ISBN	书　名	作　者
978-7-5046-9378-5	岐黄针疗法精选医案集	陈振虎
978-7-5046-7608-5	振腹推拿	付国兵，戴晓晖
978 7 5046 8812 5	陈氏气道手针	陈元伦
978-7-5046-9077-7	管氏针灸门墙拾贝	管遵惠，管傲然，王祖红，李绍荣
978-7-5046-9610-6	针灸治疗与解惑（典藏版）	王启才，张燕，郑崇勇，钱娟，曹雪梅
临证传奇丛书		
978-7-5046-7540-8	临证传奇：中医消化病实战巡讲录	王幸福
978-7-5046-8150-8	临证传奇·贰：留香阁医案集	王幸福
978-7-5046-8151-5	临证传奇·叁：留香阁医话集	王幸福
978-7-5046-8324-3	临证传奇·肆：中医求实	周忠海
王幸福临证心悟丛书		
978-7-5046-7207-0	用药传奇：中医不传之秘在于量（典藏版）	王幸福
978-7-5046-7305-3	杏林薪传：一位中医师的不传之秘	王幸福
978-7-5046-7306-0	医灯续传：一位中医世家的临证真经	王幸福
978-7-5046-7307-7	杏林求真：跟诊王幸福老师嫡传手记实录	王幸福
幸福中医文库丛书		
978-7-5236-0015-3	用药秘传：专病专药的独家秘要	王幸福
978-7-5236-0016-0	医方悬解：成方加减用药的诀窍	王幸福
978-7-5236-0014-6	医境探秘：成为名中医的秘诀	张博
978-7-5236-0012-2	医案春秋：老中医临证一招鲜	张博
978-7-5236-0091-7	医海一舟：必不可少的主药与主方	巩和平
978-7-5236-0158-7	临证实录：侍诊三年，胜读万卷书	张光
978-7-5236-0615-5	青囊奇术：经典方药举一反三	张博
978-7-5236-0614-8	诊籍传秘：临证各科得心应手	张博
周易医学、运气学说		
978-7-5046-8255-0	《黄帝内经》七论新编	阎钧天

ISBN	书　名	作　者
978-7-5046-8799-9	《金匮要略》经纬	阎钧天
978-7-5046-8254-3	五运六气推算与应用	阎钧天
978-7-5046-8257-4	运气伤寒临证指南	阎钧天
978-7-5046-9118-7	疫病早知道：五运六气大预测	田合禄
978-7-5046-9123-1	太极医学传真	田合禄
978-7-5046-9106-4	医易启悟	田合禄
978-7-5046-9098-2	医易生命密码	田合禄
978-7-5046-9105-7	中医运气学解秘	田合禄
中医修习录		
978-7-5046-9491-1	中医修习录（一）：古典中医哲学原理	明梁
978-7-5046-9485-0	中医修习录（二）：形神合一生命科学观	明梁
978-7-5046-9486-7	中医修习录（三）：正邪一体病理探源	明梁